the FACTS
変形性関節症
Osteoarthritis

すべての必要な情報を，直接専門家から
―病気の解説とさまざまな管理法を網羅―

著 Elizabeth Arden and Nigel Arden and David Hunter
監修 浦野房三
訳 田島彰子

株式会社 新興医学出版社

Osteoarthritis : The FACTS

ELIZABETH ARDEN
NIGEL ARDEN
DAVID HUNTER

©Oxford University Press, 2008

"Osteoarthritis : The FACTS" was originally published in English in 2008. This translation is published by arrangement with Oxford University Press.

Japanese translation copyright 2013 by Shinko Igaku Shuppansha. All right reserved.

【監訳者序文】

　本書の題名の最初にある「the FACTS」という英語表現は日本語に直せば,「これが真実」ともいう強い表現の言葉である。今まで,監修した「the FACTS 強直性脊椎炎」,「the FACTS 乾癬性関節炎」は従来,あまり知られていなかった医学的内容の書であり,まさに「これが真実」であった。しかし,今回の変形性関節症はよく知られた病名であり,これが「真実」と言うべき内容は少ないのではないかとタカをくくっていたが,本書を読んでその考え方が浅いと思ったのは私だけであろうか？

　実際,高度の変形性関節症に対しては人工関節がもっとも良好な結果が期待できる。また,人工関節の進歩は眼を見張るものがあり,21世紀になり整形外科の技術も格段に進歩している。欧米で人工関節手術が開始されてから,数十年の年月を経るが,整形外科の進歩はまさにその世界である。

　一方,外科的治療が高度に進歩した昨今であるが,手術を施すには非常に困難な症例は常に存在する。また,手術を希望しない患者,あるいは手術を施行するには早すぎる軽症例は非常に多い。このような症例には手術以外に日常,患者本人が実行可能な方法を提示する必要がある。

　本書ではPart. 2 8章の「ペーシングと活動の管理」にはそのような患者本人が自分でできる方法が述べられている。とくに,長期間の休養を余儀なくされることなく,日常生活を続けられるという点は患者自身にとって望むべきことであり,また,切実な願いである。ペーシングを阻むものとしては自分のそれまでの習慣,時間の使い方,家族や友人から受ける影響などがあり,それらに対して,日常のさまざまな問題に対する対処法,あるいは考え方が述べられている。普通,医療関係者はそこまで立ち入って,患者の悩みについての相談に乗ることは極めて少ない。しかし,患者は常に日常の問題に直面し,それに終始せざるを得ない実情がある。さまざまな日常生活様式と関節症状はかなり関係があることが多い。特に,和式生活（正座,和式トイレ,畳での立ち振る舞いなど）は下肢の関節,すなわち,股関節,膝関節,足関節に高度の負担がかかる。本書では和式生活については述べられていないが,生活環境と上手に付き合うことにより,

関節症の症状が少しでも軽減される。和式生活については本書に述べられていることに想像力を働かせて，実践していただきたいと思う。

　また，心の問題について述べられていることも本書の特徴である。Part. 2 10章の「思考と感情」の項では関節痛のため，不安やうつ病など否定的な感情が起こることがあり，それに対する考え方や対処法が書かれている。「怒り」，「否定」，「心配」そして「不安」など，関節症の痛みが影響してそのような感情が出現してくる。精神的なそれらの症状は，場合によっては専門医を受診する必要があり，その目安となる症状もリストに挙げられている。

　本書では従来言われていた整形外科，あるいはリハビリテーションの立場を超え，心理学・精神医学，あるいは日常生活の問題まで述べられている。変形性関節症の患者にとっては有益な書であると信じる。

2013年3月

浦野房三

目　次

Part. 1　変形性関節症の背景
1. 変形性関節症とは …………………………………… 10
2. 変形性関節症の原因 ………………………………… 16
3. 関節と変形性関節症 ………………………………… 24
4. 変形性関節症の症状とサイン ……………………… 38
5. 変形性関節症の診断 ………………………………… 46
6. 変形性関節症の長期的な展望 ……………………… 54

Part. 2　変形性関節症の管理
1. 変形性関節症の管理 ………………………………… 64
2. 変形性関節症医療チーム
　　〜医療チームを最大限に生かすこと〜 ………… 78
3. 運動 …………………………………………………… 90
4. 食事 …………………………………………………… 104
5. グルコサミン，ビタミンと変形性関節症 ………… 116
6. 変形性関節症に使われる薬剤 ……………………… 122
7. 注射療法 ……………………………………………… 131
8. ペーシングと活動の管理 …………………………… 136
9. 装具の使用とその他の治療法 ……………………… 149
10. 思考と感情 …………………………………………… 156
11. 手術 …………………………………………………… 172
12. 補完療法 ……………………………………………… 190

用語解説 …………………………………………………… 203
役に立つアドレス ………………………………………… 209
索引 ………………………………………………………… 212

変形性関節症が生活に影響してるすべての患者，私たちの友人と家族，
とりわけ'Joseph Badger，DickとBabs'と，
私たちの可愛い'EmilyとLottie'に捧ぐ。

NA, EA

治療の機会に預かったすべての方々へ，
その栄誉に感謝する。
私が敬愛する美しい妻Joと4人の素晴らしい子供達に，
(Jordan，Sam，Charlie，Hannah)
満ちたりた完璧な人生を与えてくれて，仕事に集中している私を理解し，
その時間に寄り添ってくれたことに感謝する。
友人，同僚，この本を読んで，編集してくれた家族へ，
その援助と励ましに感謝する。

DH

はじめに

　変形性関節症は地域社会で増加している共通の問題です。関節炎患者の中には，痛み，こわばり，なんらかの機能の喪失に悩まされ，長期にわたり病気に対処している人が大勢います。私たち（筆者）は，患者に自助の知識と技術を習得してもらうことに治療の鍵があると確信しています。本書の読者には変形性関節症を治療するためのこの種の自己管理法を是非身につけてほしいと願います。つまり変形性関節症について充分な知識を持つことで，自分の健康に積極的に関わり，最善の管理法を模索するという意味です。

　患者自身も治療に関わりたいと望むなら，最初に変形性関節症の疾患過程を理解しておく必要があるでしょう。Part. 1では変形性関節症という病気について解説し，その原因，発症しやすい人，関連した症状，診断方法，長期的な見通しについて述べます。

　次にPart. 2では，変形性関節症に使われるさまざまな管理方法について説明します。具体的には，自己管理計画とは何か，変形性関節症の管理を手助けしてくれる医療専門家について，運動，食事療法，使用される薬剤，その効果と副作用，外科治療，代替療法などです。

　変形性関節症の治療にどんな薬物療法が使われるのかを知っていれば大変心強いです。さらに，変形性関節症の治療に携わる医療専門家（医師，理学療法士，栄養士を含む）について知ることも，特別な問題が生じた時に，誰に頼ればよいのかが分かるので重要です。

　代替療法についての情報には価値あるものもありますが，役立つものとそれ程でもないものがあります。有用なものと害になり得るものについて知っておくことが肝要です。

　残念ながら，多くの変形性関節症患者は安静を強いられるか，痛みを和らげるための唯一の手段として薬を処方されていますが，その一方で，疾患の管理に運動の有用性とバランスのとれた食事療法を勧めている多くの科学的調査もあります。疼痛管理，疲労感，うつ病や人間関係などの個人

的な問題が極めて深刻な患者もおり，それらをうまく管理することでも大きな違いが生まれます。

　もっと詳しく知りたい人には，「役に立つアドレス」の中にも，支援団体やウェブサイトといった有用な情報源が記されています。

　最後に本書は「適切な医学的治療の代用となるものではない」ということを記しておかなければなりません。それよりはむしろ苦痛を和らげるための道具として，変形性関節症の患者を教育し，力づける契機となるものです。

Part. 1
変形性関節症の背景

1. 変形性関節症とは

> **→ KEY POINTS**
> - 変形性関節症は最も一般的な関節疾患である。
> - 関節症は, 痛み, こわばり, 時々炎症と腫脹が起きる滑膜関節の慢性疾患である。
> - 関節症は, 軟骨が消失し, 関節構造全体に影響を与える。
> - 程度に違いはあるが, 患者数が非常に多い病気なので, 医学的, 経済的状況に多大な影響を与えている。
> - 関節症をできる限り理解することが将来の管理に役立つ。

〈関節炎〉

　体の関節を侵す関節炎には 200 以上の種類がありますが, 変形性関節症は 65 歳以上の大多数に発症する, 今日世界で最も多い関節疾患のタイプです。米国では患者数が総計 2,300 万人という驚異的な数字に達し, 高齢者の人口増加と肥満に伴って, 西欧諸国ではその数はさらに増えるものと見込まれています。

　病気自体は一般的なものですが, 生活に及ぼす程度は人によって大きく異なり, 生活に深刻な影響を及ぼす人もいれば, 多少不便という程度の人もいます。

(関節症の歴史)

　関節症は最近の新しい疾患ではなく, 実際大昔からあった病気です。氷河期時代の人体骨格やミイラを調べている科学者が, 関節に関節症を発見

しました。

(関節症の意味)

　関節症は多くの医学的疾患と同じように，何百年も前から病気として認められており，名前はラテン語に由来しています。翻訳すると，'osteo' は骨，'arthro' は関節，'itis' は炎症となるので，'Osteoarthritis' は，「骨関節の炎症」という意味になります。本来この病気は炎症性ではなく，全体的には疾患過程の結果生じたものなのですが，'OsteoArthritis：変形性関節症'（略してOA）と呼ばれています[*1]。

(関節症とは？)

　筋骨格系を専門とする科学者や医師は，長年に渡って関節症を正確に定義しようと議論を重ねてきました。そして関節症を時間経過の中で軟骨が痩せてすり減った結果，骨端に生じる滑膜関節の慢性疾患と結論づけました。軟骨が失われて，関節腔が狭まり，骨端が直に接触するようになって，骨や関節組織以外にも，痛みや解剖学的な変化が起こります。こうした理由から，現在関節症は，関節全体の病気と考えられています。

(関節症—慢性疾患)

　慢性疾患は，虫垂炎やインフルエンザのような急性疾患の症状とは異なります。多くの急性疾患には途中に治療を伴うものの，始まりと終わりがありますが，慢性疾患は，外傷によって起きる急性反応とは違って，徐々に進行して持続する傾向が高く，終わることがありません。糖尿病，心臓病，高血圧も関節症と同じく，時間経過の中で徐々に進行し，持続する慢性疾患です。

　こうした文脈の中で'疾患'という言葉が使われる時，関節症は伝染性や外傷の結果生じるものではなく，症状や臨床的なサインを伴い，自然経過する病気と見なされているという意味になります。

[*1]：原文ではOsteoarthritisという単語が使われている。「骨関節炎」が直訳である。本文の中では「関節症」という省略形を使うことにした。

(関節症に罹った関節)

　関節症に一番なりやすい関節は，膝，股関節，脊椎などの体重を支える関節です。さらに手指関節もよく侵されます。足関節，肩，肘などは，以前その関節にけがをしたことがない限り，関節症にはなりにくいようです。

(関節症のサインと症状)

　関節症の症状は一般的には罹患関節の痛みとこわばり（こわばりは活動を始めてから数分後に軽減することが多い）ですが，人によって違いが見られます。痛みのため運動量が減ってしまい，関節の機能が制限されていくケースもあります。重症だと関節が炎症を起こして腫れ，熱を持つこともあります。医師は腫脹，関節周囲の骨増加，動かすと関節がきしむコツコツ音などの関節症のサインに基づいて診断を行います。

〈関節症の関節〉

　滑膜関節は2つの骨端とそれぞれの骨端をおおっている軟骨の層，関節液を産生する滑膜におおわれた関節包，靱帯，腱，筋肉からできています（図1.1）。健康な軟骨は通常なめらかで硬く，もともと白くて，弾力があり，関節を動かしても骨端に痛みを起こさず滑らかに動かす役目をしています。軟骨には衝撃を吸収する働きもあります。

　関節液は車のエンジンオイルと同じような粘性を持つ液体で，潤滑油として働き，関節末端の滑らかな動きを助けています。そのおかげで意識しなくても，関節を楽に動かすことができます。

　腱は骨に筋肉をつないで，関節に動きや安定性を与えています。靱帯は2つの骨を結び付け，休んでいるときも，運動しているときも関節に安定性を与えています。

　骨組織と軟骨は絶えず代謝しており，代謝が行われている限り関節は滑らかに動きますが，軟骨がすり減り，他の組織がゆがんでくると，それを補おうとして負荷が生じてきます。

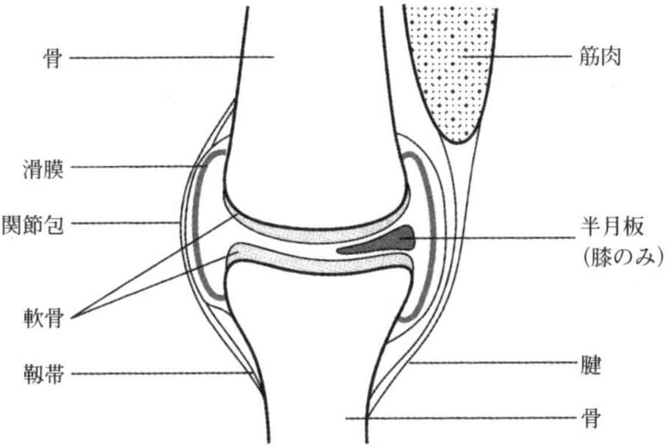

図1.1 関節症ではない正常な滑膜関節

(軽症の関節症)

図1.2 は，軽症の関節症が起きている関節です．ご覧の通り，年月を経て，軟骨はうすく貧弱になって，関節を動かす際，2つの骨が滑らかに動かせなくなり，見た目も滑らかでなくなります．骨の間のスペースも軟骨がうすくなることによって狭まり，関節に安定性を与えている腱や靭帯に大きな負荷がかかっています．すり減った軟骨と不均衡に応じた骨によって，骨棘と呼ばれる小さな骨性の隆起（棘）が形成され始めます．

(重症の関節症)

図1.3 からもおわかりのように，軟骨が消失したため，骨同士が接触している部位も含めて，今や軟骨は相当量減ってしまっています．骨棘はさらに大きくなり，衝撃を吸収する軟骨の効力が失われたことで，そこに大きな力が加わるようになり，骨端が肥厚し始めます．軟骨が破壊されるので，関節液の中には軟骨の破片が見られるようになり，関節液は骨端をなんとか滑らかに保ち，軟骨を残そうとして懸命に働きます．このように関節症が進行してくると，関節がなんとか滑らかさを保とうとして，痛み，こわばり，炎症が生じてきます．

(関節症の別名)

「摩耗と断裂」，「退行性変化」，「骨関節症」，「変形性関節疾患」，「変形

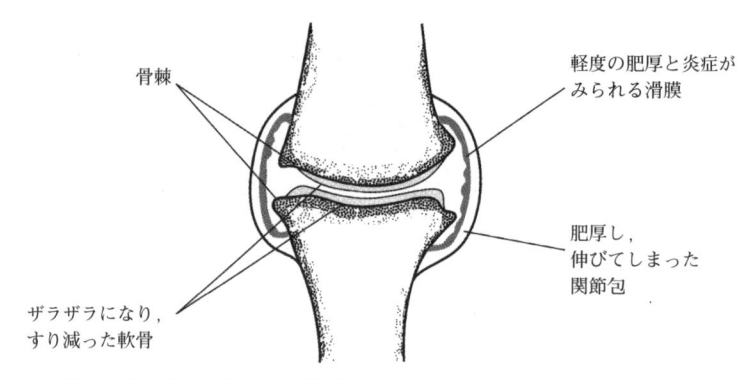

14　Part.1　変形性関節症の背景

図1.2　軽症な関節症が見られる滑膜関節

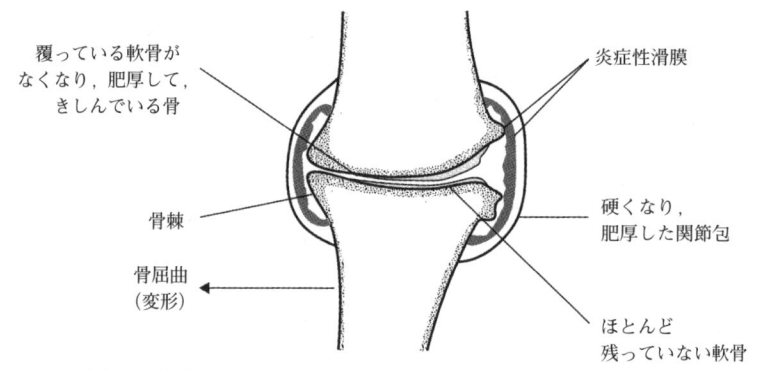

図1.3　重症な関節症が見られる滑膜関節

性関節炎」,「軟骨の衰弱」などはすべて,医師が患者に関節症を説明する時によく使う表現ですが,いずれも関節症を表しています。荒唐無稽で不正確なものも含まれていますが,残念ながら由々しきことに,多くの人がこのような言葉を使い続けています。

（関節リウマチと骨粗鬆症について）

　病状と病名が非常に紛らわしいので,時々関節リウマチ,骨粗鬆症,関節症の違いがゴチャまぜになってしまっている人がいます。いずれもリウマチ性疾患ですが,まったく違う病気です。
　● 関節リウマチ（RA）は,関節内の滑膜に炎症が起きて,軟骨や骨が高

度に破壊される病気です．関節リウマチは関節症ほど多くはなく，さまざまなサインや症状が現れ，治療法も関節症とは大きく異なります．
- 骨粗鬆症は，骨折の危険が高まる骨の病気です．関節が侵されるわけではなく，めったに痛むことはありません．治療法は関節症とは全く違います．

〈関節症が社会に及ぼす影響〉

関節症は特に高齢者に多く見られる病気で，国家の医療機関や福祉財政などに過重な負担をかけています．たとえば米国では，関節症で年間3億1,500万回受診し，約74万4,000人が入院し，6,800万日間仕事を休んでいる計算となります．近年関節症は50歳以上の人が働けなくなる原因として第1位の虚血性心疾患に次ぐ，第2位となっています．したがって福祉体制に多大な影響を及ぼすことが懸念されています．

〈関節症が個人に与える影響〉

もちろん，関節症患者がみな医師の診察を受けるわけではありませんし，入院するわけでもなく，病気が原因で仕事を休むわけでもありません．本書にも書かれているように，関節症のレベルは人によって異なります．病気が生活に大きな影響を及ぼす人もいますが，わずかな混乱を招くだけという人が多く，実際症状が全く現れずに，関節症のサインに気がつかない人もいます．1ヵ所の関節だけが侵される人もいれば，病気が広範囲に進行して，動きが制限されるようになり，痛みや苦痛からプライベートな生活や仕事にも影響を及ぼして，手術が必要になる人もいます．人によって個人差というものがあり，関節症による経験もまた人それぞれです．

〈まとめ〉

関節症とは軟骨の消失や消耗を特徴とする滑膜関節の慢性疾患で，痛みやこわばりと関係があります．関節症による影響や経験は人によって異なりますが，医師が唯一わかっていることは，患者が関節症についてよく知れば知るほど，病気の管理がしやすくなるということです．

2. 変形性関節症の原因

> **→ KEY POINTS**
> - 関節症の進行原因を究明するために，調査が重要な役割を担っている。
> - 関節症となる一般的な要因もあれば，関節症のリスク*2を高める特殊な要因もある。
> - 年齢や遺伝など，修正できない因子もあれば，フィットネスや肥満など修正できる因子もある。
> - どうして関節症になるかが十分に理解できれば，病気の受容や管理がしやすくなる。

　関節症はX線写真に現れる明確な変化を特徴とする慢性疾患で，痛みや関節のこわばりと関係があることは前章で述べました。しかしどうして関節症になるのでしょうか。医師や研究者は過去20年にわたって関節症患者の研究を続けてきました。調査は以下の分野に絞られています。

- ライフスタイル（現在，過去の職種，食事の仕方，生涯を通じての活動レベルなど）
- 過去の病歴（関節の外傷，過去の手術，それ以外の疾患など）
- 家族歴（遺伝的要因との関連性を確認するために家族内の関節症を調べる）

---

*2：リスクとは'危険性'という意味を持つ英語のriskのことである。今日では本邦でも幅広く使用されている用語である。以下危険性をリスクと表記する。

主な3つの分野を研究することで，研究者は関節症の進行に影響し得る要因について洞察を深めてきました．影響力を持つこれらの要因は，医療専門家の間では危険因子と呼ばれ，2つのグループに大別されています．

①関節症の関節に影響を与えることがある全身的な危険因子．
　　（年齢，遺伝，骨密度，栄養，人種など）
②体の特別な関節に影響を与えることがある局所的な危険因子．
　　（肥満，外傷，先天性の疾患など）

　関節症と関係が深いさまざまな危険因子が明らかにされていますが，多くの慢性疾患と同じで，病気に関係している因子は1つだけとは限りません．たとえば，肥満でありながら関節症の家族歴があるといったケースです．冠動脈性心疾患は，病気の発症に多くの因子が関わっていることを示す良い例で，危険因子には喫煙，糖尿病，ストレス，肥満，高コレステロールレベル，フィットネス（適正な健康状態）の不足，遺伝的要因などが含まれます．冠動脈性心疾患を発症している患者には，しばしば複数の危険因子が見つかります．
　この章の目標は，関節症の発症と経過に影響を与える危険因子について検証し，できればいくつかの質問に回答して，関節症の原因に関連した俗説について述べることです．

〈全身的な危険因子──関節に影響する全般的な要因〉

　関節を健康に保ち，スポーツや職業によるけがと繰り返される外傷を修復する関節の能力は，危険因子によって決まる傾向があります．全身的な危険因子を全く持たない人は，関節症を発症せずにリスクの高い職業に就くことができますし，プロサッカーなどのリスクの高いスポーツに参加することもできます．一方危険因子をたくさん持っている人は，リスクが低い職業についても，リスクが高いスポーツをやらなくても関節症になることがあります．

(年齢)

　関節症に関して一番はっきりしていることは，一般的に若者には少なく，年をとるにつれて急激に増加することでしょう。75歳になるまでに，X線写真で体のどこかに関節症が現れる可能性は90％と考えられています。どうして年齢が強力な危険因子なのかについては大きな理由が2つあります。

①体が軟骨を修復できなくなる

　関節は健康で正常な限り，生涯可動し続けていますが，長年に渡り関節には大きな負荷がかかっていることになります。衝撃の吸収装置として働いている軟骨は，だんだんと薄くなり，修復できなくなります。軟骨の修復ができなくなることには，成長ホルモンの減少が関係しているのではないかと考えられています。軟骨の再生には成長ホルモンが必要ですが，老化のプロセスとして年齢と共に減少し，体は軟骨を修復する能力を失っていきます。

②活動やフィットネス（適正な健康状態）レベルの変化

　年をとるにつれ，全体的なフィットネスが失われ，筋力に影響することが確認されています。

　筋肉は関節を上下両方から支えなければなりませんが，筋力が弱まり，減少してくると，関節そのもの，特に軟骨に大きな負担がかかってきます。

　関節症の罹患率は年齢に伴って急増しますが，それでも病気にならない人がいます。科学者はその理由を防御機構が正しく機能しているか，年齢以外に病気の発症に影響する危険因子がないかによるものだろうと考えています。

(遺伝)

　今までの最新のエビデンス[*3]によると，手，股関節，膝が関節症にな

[*3]：エビデンスとは'科学的な証拠，裏付け'のことである。今日では本邦でも頻繁に使われるようになってきた用語である。以下，科学的な証拠のことをエビデンスと表記する。

るリスクの半分は，遺伝的要因によることが示されています。手関節症を診る医師が患者の大多数に同じような病気が見られる家族がいることに気がついて，そう考えられるようになりました。遺伝的なリスクは1つの遺伝子ではなく，複数の遺伝子によって決まるようです。軟骨や骨の生成に関係している遺伝子が研究されていますが，関節の形状，筋力，体重を決める遺伝子もまた重要な役割を果たしているようです。しかし前にも述べたように，それ以外にも関節症の進行に関係している重要な危険因子が存在し，それらが遺伝的なリスクに影響しているとも考えられます。

（性）

55歳までは男女の関節症の割合に違いは見られませんが，55歳を過ぎると，特に手と膝の関節症に関しては女性が男性の2倍になるようです。ほとんどの女性は55歳を過ぎた後に閉経を迎えるので，55歳以上の女性に関節症の有病率が高いことは，エストロゲンレベルの低下と関連があるのではないかと考えられています。ホルモン補充療法を受けると，関節症の発症が遅くなることが調査で証明されていますが，残念ながら症状の進行を食い止めることはできません。ホルモン補充療法を長期間続けていると，心臓発作，血栓症，乳癌などの健康上のリスクを高めてしまうことがあるので，関節症の日常的な治療法として選択することは不可能です。

（骨密度）

関節症は骨密度と関係があることを証明した調査があります。骨密度の高い人は関節症になるリスクが高く，骨密度の低い人はリスクが低くなります。したがって骨粗鬆症の患者は関節症にはなりにくいようです。骨粗鬆症の場合は，骨が軽く，弾力性があるので，摩耗や断裂が起きる軟骨への負荷が少ないのではないかと考えられています。もちろん骨粗鬆症はかかった方がよい病気などではなく，深刻な健康上のリスクを伴う病気であることはいうまでもありません。

（人種）

一般的に言って関節症は世界のどの人種の間でも広がっていますが，米

国の調査によると，関節症の割合は肥満が少ない中国やアジアでは一般的に少なくなっています。股関節や手の関節症は，白人系アメリカ人のそれぞれ10分の1，2分の1です。中国やアジアでの有病率が低いことから，この病気への進行を防ぐ何らかの遺伝的要因，あるいはそれ以外の全身的な要因があるのではないかとも考えられています。

股関節と膝関節における黒人系アメリカ人と白人系アメリカ人の関節症の割合を比較した研究で，割合に違いは見られませんでしたが，膝への罹患は黒人系アメリカ人の方が高く，おそらくその結果は高い体格指数[*4]（体重と身長の関係から計算する，肥満度を表す指数）によるものだろうということが示唆されています。

（栄養）

何十年もの間，ビタミンは一般的に関節の健康に重要な役割を持っていると考えられてきており，現在ではビタミンが特に膝関節に有効であることを示すエビデンスがあります。食事にビタミンC，D，Eが不足すると，関節の健康が損なわれ，関節症の原因となります。関節症で軟骨が破壊されると，活性酸素（破壊された軟骨の軟骨細胞から産生される）が放出されます。これが残っている軟骨やそれ以外の関節の組織に酸化破壊を引き起こして，関節症が進行していきます。ビタミンCとEは，酸化防止剤（解毒剤）なので，コラーゲン合成や関節の健康に有益な働きを持っています。実際，食事でビタミンCを豊富に摂取している人は，膝の痛みが和らぎ，関節症の進行が遅くなることを示した研究があります。ビタミンDは骨代謝に対して重要な役割を果たし，過度の負荷や関節破壊に対する関節周囲の骨（骨端）代謝を改善する可能性を持っています。ビタミンDには軟骨への直接的な有効性もあり，筋肉機能を改善し，関節をより効果的に安定させる可能性もあります。ビタミンDの血中濃度が高い人や食事でビタミンDを充分に摂取している人に関する研究では膝関節症に対する防護効果が証明されています。

＊4：BMI：Body Mass Index

〈局所的で機械的な危険因子—特定の関節に影響する要因〉

(外傷)

　関節に負った昔のけがが,後々関節症を進行させる危険因子になり得ることが現在では明らかになっています。半月板(軟骨)や前十字靱帯(膝の靱帯)の断裂や脱臼のような急性外傷が,後々問題がある関節に関節症を進行させやすくします。一般的にどの関節でも重症なけがほど後年関節症が発症しやすくなるのですが,すでに別の関節が関節症である場合はさらに影響を受けやすくなります。

　サッカーやラグビーなどのスポーツ選手はそうしたけがを負う傾向が高く,後年負傷した関節に関節症が進行しやすくなります。その時点では手術でけがを完治させることができても,残念ながら手術した関節から関節症になるリスクを完全に取り除くことはできません。そうしたけがの可能性を減らそうと,今日学校やフィットネスクラブで,ストレッチ,ウォーミングアップ,クーリングダウンがひときわ強調されているのは喜ばしい傾向です。

(関節に繰り返される負荷—摩耗と断裂)

　一般的に言って,適度な運動は身体的,精神的健康にとって極めて良いもので,それが後々関節症の原因となることはありません。親は子供に「過ぎたるは及ばざるが如し(何事もほどほどがよい)」とよく言って聞かせます。娯楽的なランニングやスポーツが原因で,関節症のリスクが高まるというエビデンスはありませんが,スポーツ選手の中には高度で濃密なトレーニングのため関節に過度のストレスが加わり,関節を負傷しやすく,後年関節症になるリスクが高まるようなグループがあります。プロの重量挙げ,サッカー,ラグビーの選手は,実際にリスクが高くなっています。

　関節に負荷がかかる動作を繰り返した結果,後年関節症になりやすくなるというエビデンスが示されているグループもあります。たとえば,膝関節症は,文化の一環としてしゃがむ動作(体重が軽いにもかかわらず)が極めて多い中国女性の間でかなり多くみられます。指関節に過度の負荷が

かかる紡績工場の人には手関節症が多く，股関節症は農家の人（重い荷物を運んだり，でこぼこの地面を歩いたりするため）によくみられます。

(筋力と衰弱)

　一般的に健康な関節には適度な筋力が不可欠なので，上手に支えれば関節症の割合が低くなるとされる関節さえあります。たとえば，大腿四頭筋を鍛えると，膝関節症のリスクが下がることがわかっていますが，強い筋力のために関節症のリスクが高まる体の部位もあります。たとえば，バスの運転手は握力が非常に強いため関節症になりやすい傾向があります。

(関節の異常)

　先天性異常の中には後年関節症になるリスクを高めてしまうものがあります。通常それは関節組織や骨の異常が原因で関節に過度なストレスが加わってしまう筋骨格系の疾患で，関節の機能不全を引き起こします。このような例として，股関節の形に異常が見られる臼蓋形成不全，大腿骨頭すべり症などが挙げられます。

(肥満)

　心臓病，糖尿病（2つだけ例を挙げるとすれば）をはじめとする，すべての慢性疾患の管理に関わる医療専門家にとって，太り過ぎは最大の悩みの種です。太り過ぎていると当然股関節や膝などの体重を支える関節に過度なストレスがかかり，関節症の割合が加速されます。体重が1kg増えるごとに，驚くべきことに膝には3kgの負荷がかかる!!　と言われています。太り過ぎは関節のストレスに直接影響し，手関節症になるリスクと関係が深い代謝にも変化を及ぼすことがあります。膝関節症になる最大の危険因子は肥満であることが研究で示されていますが，減量すれば膝関節症になるリスクを下げることができます。

〈まとめ〉

　関節症には数多くの危険因子が関係しており，危険因子が増えるほど，

関節症になる確率も高くなります。しかし危険因子が1つあるからといって，必然的に関節症になるわけではありません。たとえば，年齢や遺伝的形質など今のところ修正できない危険因子もありますが，関節症になる機会を減らすために体重を健康的に保ったり，適度な運動を続けるといった生活習慣を変えることなどは，自分でも修正することができる危険因子です。

関節症のこうした分野に関する調査が続行されており，病気の発症に関わるさまざまな危険因子をより詳しく理解することで，この先何年か後には医師が何らかの突破口を見いだしたり，予防薬を使用できるようになることが期待されています。関節症の発症を最小限に抑えるために，一人一人が自分でもできる対処法に積極的に取り組むことが期待されています。

3. 関節と変形性関節症

> **→ KEY POINTS**
> - 関節症は,膝,股関節,指などの滑膜関節を侵す。
> - 関節には,骨,軟骨,筋肉,滑膜,靱帯,腱などの多くの組織が含まれている。
> - 関節症はこのようなすべての組織を侵す関節全体の病気である。

　関節は体重の半分以上を占める212の骨と軟部組織からなる筋骨格系の部位です。骨,筋肉,腱,靱帯,軟骨,関節液,血管,神経を含む広範囲な組織で,どれもが体にとって必要な生命力を常に組織に提供するために連携しながら働いています。

　関節症の経過を理解するには,この複雑な組織とその働き方を知る必要があります。関節症の背後にあるメカニズムをよく理解すれば,管理計画にも積極的に取り組めるようになるでしょう。

〈関節のタイプ〉

　体には200以上の関節があります。構造上の形状や可動域に違いはあるものの,本質的に関節とは2つの骨端が組み合わさっている部位を表します。他よりも複雑な構造を持つ関節もあり,このような理由から3つのグループに大別されています。

1. 線維性（頭蓋骨など）　　2. 軟骨性（胸郭など）
3. 滑膜性（膝と股関節など）

関節は全部動くものと考えられがちで,実際ほとんどがそうなのですが,全く動かない関節やほんの少ししか動かない関節もあります。こうした理由から以下のようなグループに分類されています。

1. 不動関節（動かすことができない）
2. 半関節（わずかに動く）
3. 可動関節（自由に動く）

滑膜関節は関節症に侵されることがありますが,そのほとんどが可動関節です。この章では,可動関節についてさらに詳しく見ていきましょう。

〈健康な滑膜関節〉

体のほとんどの関節は滑膜関節で,構造からして筋骨格系の中で最も自由に動かすことができる関節です。関節の動きは骨の形状によって異なりますが,以下のようなグループに分類され,**図3.1**のようになっています。

(a) 平面関節（中足根の―足のアーチにある関節）
(b) 蝶番関節（肘と足関節）
(c) 顆状関節（こぶしと手関節）
(d) 球関節（肩と股関節）
(e) 車軸関節（前腕の上部）
(f) 鞍関節（母指の付け根）

滑膜関節の動き方はさまざまですが,構造上の構成はみな同じです。それぞれの関節には,骨,軟骨,靱帯,関節液,筋肉,関節包,血管と,神経が張り巡らされています。これらの組織は,関節を滑らかで自由自在に動かせるよう連携しながら働いています。

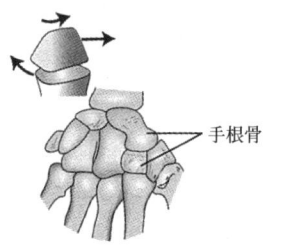

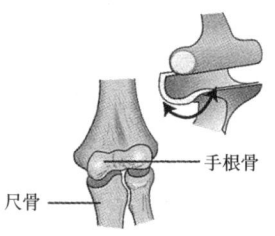

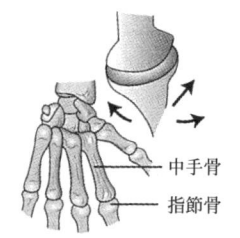

(a) 平面関節, 手関節など
(b) 蝶番関節, 肘など
(c) 顆状関節, 指と手掌が出会う部位
(d) 球関節, 肩関節など
(e) 車軸関節, 尺骨と橈骨が出会う前腕の上端
(f) 鞍関節, 親指など

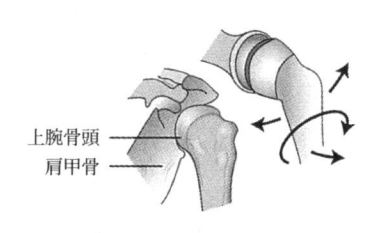

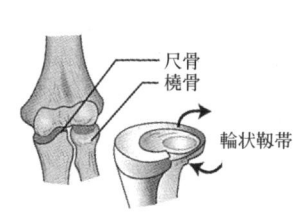

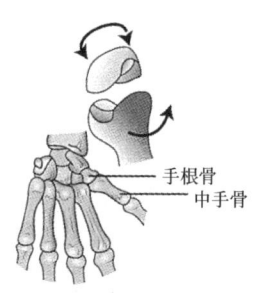

図 3.1 滑膜関節の分類
a：平面関節, 手関節など, b：蝶番関節, 肘など,
c：顆状関節, 指と手が出会う部位, d：球関節, 肩関節など,
e：車軸関節, 尺骨と橈骨が出会う前腕の上端, f：鞍関節, 親指など.

〈典型的な滑膜関節のメカニズム〉

　滑膜関節の骨端は軟骨におおわれ, 骨と骨がこすれるのを防ぎ, クッシ

ョンや衝撃吸収装置としても働いています。関節が動いている時，関節液は軟骨を浸し，摩擦を起こさずに滑らかに動くようにします。筋肉や靱帯は関節をまとめて安定させ，脱臼を防ぐために懸命に働き，感覚神経は痛みのメッセージを中継したり，脳に運んだりします。滑膜関節のこのような組織は連携しながら働き，それぞれがユニークな役割を果たしています。

〈滑膜関節の構造〉

(軟骨)

　軟骨は元来白っぽく，強靱で，濃密で，弾力に富み，多くの重要な機能を担っています。滑膜関節内で果たす役割以外にも，鼻や耳を形成したり，気道や声帯を保つ役目もあります。

　滑膜関節内の軟骨は，硝子軟骨または関節軟骨（したがって，このような関節を関節性関節と呼ぶ医師もいる）とも呼ばれています。滑膜関節内における主な役割は，衝撃吸収装置として働くことで，骨端と骨端の隙間をクッションで支え，関節の表面が自由に滑るようにすることです。軟骨はコラーゲン（構造タンパク質）でできた格子状の構造になっており，プロテオグリカン（複合糖質とアミノ酸が結合したタンパク質）と水分を含んでいます。軟骨の中には軟骨細胞，すなわち新しい軟骨を合成し，今あ

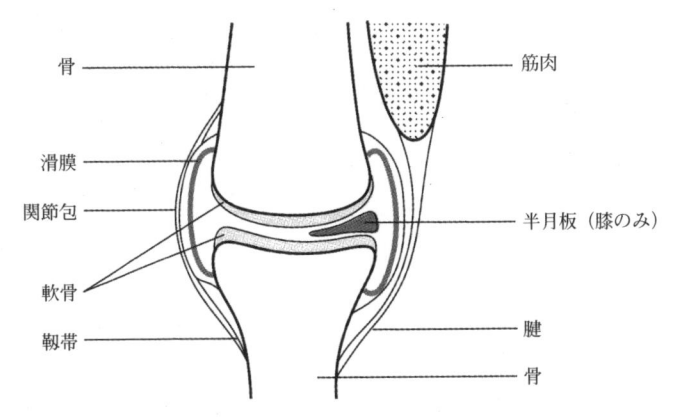

図3.2　滑膜関節の構造

る軟骨の質を維持させる細胞があります。軟骨の構造は生活の中で常に変化しており，これらの軟骨細胞は軟骨の平衡を保つ役割を担っています。

　関節症になると軟骨が破壊されるペースに軟骨細胞がついていけなくなるため，軟骨は貧弱になり消耗していきます。残念ながら軟骨自体には血液が供給されていないので，栄養分に浸したり，毒素や廃棄物を取り除くには関節液に頼る必要があります。このプロセスは関節が動いている時に行われています。

　膝には2つの半月板があり，それらはスペーサー（間隔をあけるもの）と衝撃吸収装置として働く線維軟骨であり，2つの骨端が広い接触面を保ったり，負荷を分散するのに役立っています。スポーツによって負傷する傾向が高く，'半月板断裂'と言われます。

(関節液)

　関節内部にある液体で，見た目は生卵の白身に似ています。関節液は滑膜から産生され，濾過された血液の成分ですが，関節の滑らかさを生み出すのに欠かせない特別な糖タンパク質（タンパク質と炭水化物が結合したもの）を含んでいます。関節腔内にあるこの液体は，関節に圧力が加わると，動きによって硝子関節の中や外に移動します。この作用によって栄養が運ばれたり，老廃物が処理されたりして，軟骨の健康を保つのに役立っています。

(関節腔)

　関節内の空間で，少量の関節液で満たされています。

(関節包)

　関節構造の周りにある2つの結合組織の層に付けられた名前です。外層は骨に連結していて，内層は滑膜と呼ばれています。関節包の役割は，関節内の全ての構造物をまとめることです。

(靭帯)

　靭帯は，過度または不要な動きを防ぎ，構造全体に安定性を与え，脱臼

を防ぎながら，滑膜関節を補強しています。一般的に靭帯がたくさんあればあるほど，関節はより安全で強靱になります。靭帯を伸ばせる長さは，通常の長さのたった6％までに限定されています。

(神経と血管)

滑膜関節全体には感覚神経と血管が張り巡らされています。感覚神経の役割は，痛みを感じることと，関節がどの程度伸びているかを知覚することです。感覚神経がなければ，私たちは関節を危険は方向に動かして負傷してしまうでしょう。したがって神経には保護的な役割が備わっています。滑膜内に見られる血管は，関節に関節液を産生すると共に，滑膜や関節包に栄養を与えています。

(筋肉と腱)

筋肉は姿勢を保ち，動きをつくり出し，熱も生成するなど，筋骨格系の中で重要な役割を果たしています。体内に多く存在し，さまざまな形状や大きさをしています。筋肉は筋肉組織と結合組織からなり，そのすべてに神経が張りめぐらされ，血液が供給されています。

腱は筋肉を骨に連結させている強靱な繊維組織のロープのような部位です。動かしたい方向に関節を動かすという点で重要な役割を果たし，「立つ」といった動作をしている間には関節に安定性を与えています。腱が正常に働くには，適度な筋肉の張り（筋肉に負荷がかかっていない時でさえも）が伝わっていることが不可欠です。さもないと腱はたるんで，関節が意図せぬ方向に動いてしまい，けがをしてしまうでしょう。

(骨)

骨格を形成する骨にはさまざまな形状や大きさがあり，支持（下肢は上半身を支えている），保護（頭蓋骨），ミネラルの蓄積（カルシウムとリン酸塩），血液細胞の生成といった重要な機能を果たしています。滑膜関節を動かす（可動関節）際，骨は「てこ」として働きます。

骨は豊富な血液を供給し，毎年骨格の10％までを造り替えながら，非常に活発な代謝を行っています。硝子軟骨は骨端にくっついているので，

骨は解剖学的に硝子軟骨と密接な関係があります。関節症を研究している科学者たちは骨と軟骨の密接な関係を観察してきました。つまりいずれかの構造に変化が起きると，それを補おうとしてもう片方にも反応が起こります。

〈関節症の滑膜関節〉

　滑膜関節が関節症になった時に現れる最も顕著な特徴は，軟骨のすりへらし（摩耗）と消失です。軟骨の表面がすりへってくると，骨端どうしが滑らかに動かせなくなり，こわばり感が生じることが多く，動かすと引っかかるようになります。軟骨が消失してしまうと，骨端どうしの距離が狭まり，靱帯の張りが失われて，関節が不安定になります。軟骨の減少を矯正しようとする自然の働きや，消失に伴う直接的な反応として，他の生理的な変化が生じてきます。

　軟骨が減少するにつれて，軟骨の下にある骨は厚く，濃くなっていきます。軟骨の消失を補おうとして，骨は骨棘と呼ばれる新しい骨を形成し始めます。骨棘は傷ついてすり減った軟骨部位の端の周りにつくられ，'鳥のくちばし'のような形状をしています。関節症が進行して軟骨全体がすり減ってくると，骨嚢胞を発症することがあります。骨嚢胞は関節液が骨の中に入ったり，出たりするのを止めるバッファー（解衝装置）がなくな

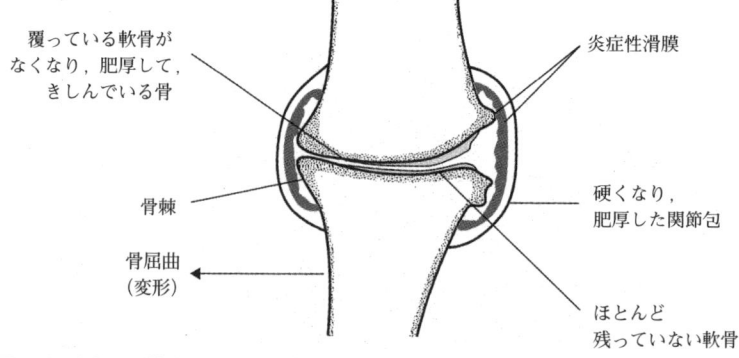

図3.3　重症な関節症が見られる滑膜関節

ってしまったことが原因で起きると考えられています。すなわち関節液が骨髄と反応して、骨嚢胞が形成されます。

関節症によって滑膜の様相も変化して、肥厚し、かさばり、時々炎症を起こすことがあります。これは関節表面からはがれ落ちて関節内に蓄積された軟骨の破片が一部原因となって発生します。厚くなり、炎症が起きた滑膜からは、健康な時より多くの関節液が産生されて関節内に蓄積されるため、関節が腫れてきます。

痛みの結果、関節周囲の筋肉は衰えだんだん弱くなっていきます。靱帯の張りが失われることとも相まって、多くの場合、関節がますます不安定になっていきます。すでに述べたことからもおわかりのように、関節症は軟骨だけに発生するのではなく、関節全体のさまざまな部位を襲います。

〈関節症の一般的な部位〉

理論上関節症はどの滑膜関節に起きてもおかしくありませんが、最も発症しやすい関節は、膝、股関節、手で、あまり発症しない関節が肩、脊椎、足関節、足部です。

(膝関節症)

この体重を支えている関節は体の中で最も複雑であるとともに、一番大きな関節でもあり、安定性を保つためにさまざまな組織が存在しています。膝は3つの主な部位（図3.6参照）からできていて、どの部位も関節症に侵される可能性があります。この関節が関節症になる経過は過去に膝にけがをしたことがない限りは、通常ゆっくりで数年間かかって進行するので、多くの場合50代ぐらいまで現れることはありません。救いは症状が悪化せず、何年も安定した状態が保たれるケースがあるという点です。

(股関節症)

股関節は'球関節'として可動域が広く、体重の大部分も支えているため、関節症が発症しやすい関節です。進行のパターンには非常に大きな個人差があり、関節症が進行して手術が必要になるまでには、3ヵ月～3年

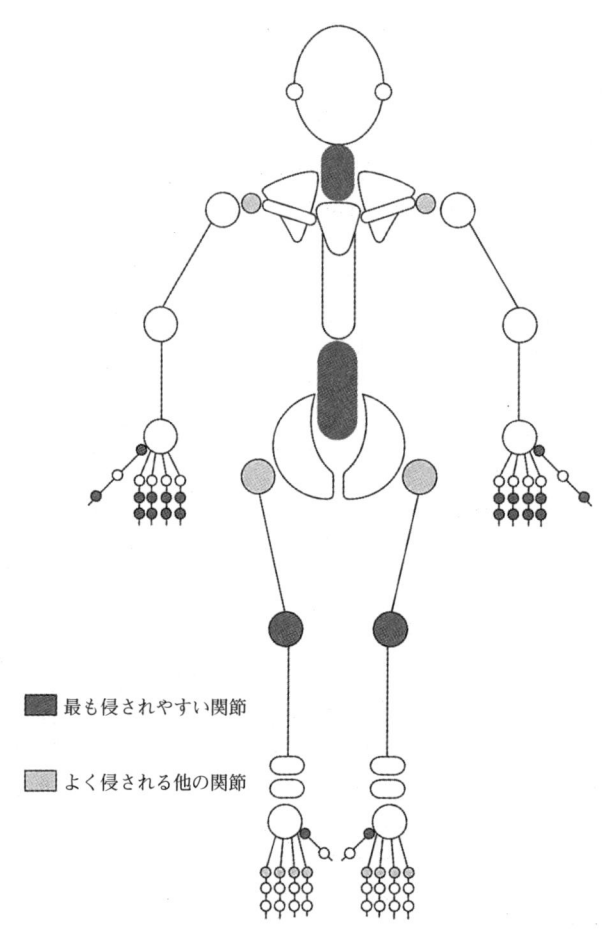

図3.4　関節症に侵された関節

■ 最も侵されやすい関節

■ よく侵される他の関節

かかると考えられています。

関節症が発症しうる股関節の部位は3ヵ所あります。

(手関節症)

手関節症は通常遠位指節間（DIP；指の第1関節），近位指節間（PIP；指の第2関節），親指の付け根の関節にも発症します（**図3.7**）。

指関節症の場合，初期の数年間は通常罹患関節に痛みが現れたり消えた

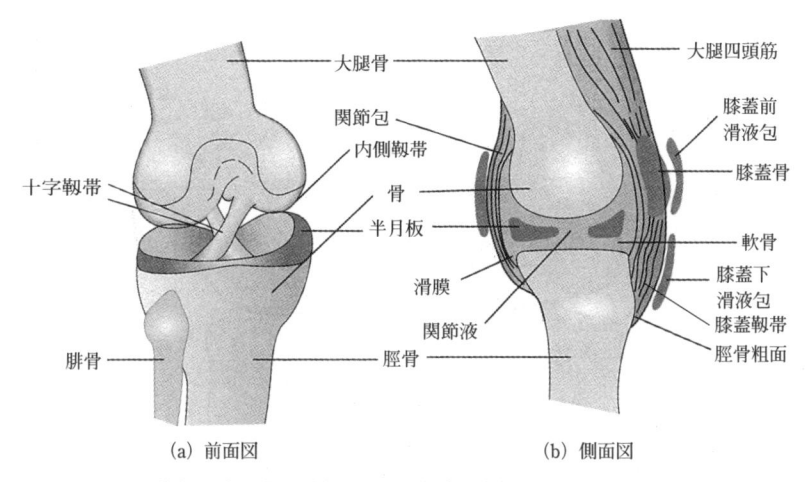

図 3.5　非常に複雑な膝の構造　(a) 前面図（前）　(b) 側面図

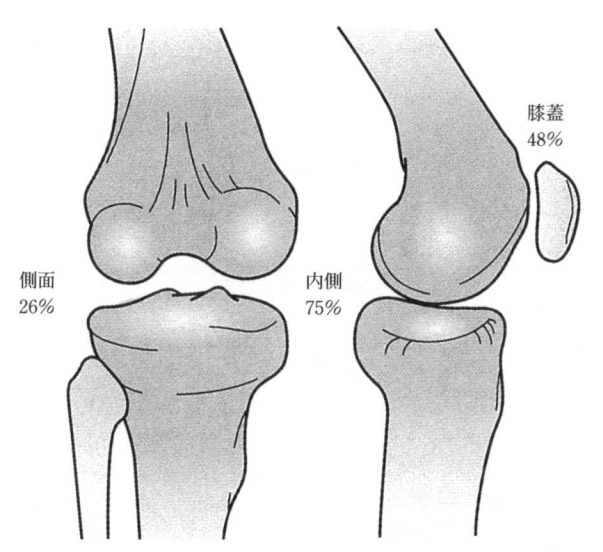

図 3.6　関節症に最も侵されやすい膝関節の部位

りする傾向があります。骨端が肥厚してくると，関節が熱を帯び，圧痛を感じるようになります。数年後には腫れは硬く固まって，関節が動かしにくくなります。多くは第 1 関節のヘバーデン結節と第 2 関節のブシャール

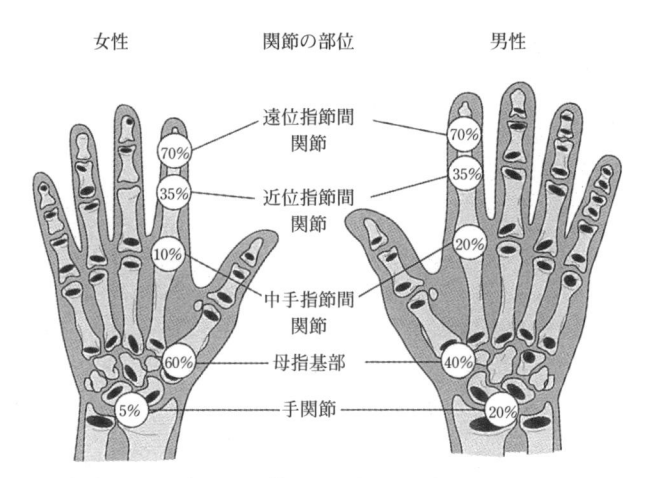

図3.7 関節症に侵されやすい男女別の手の部位

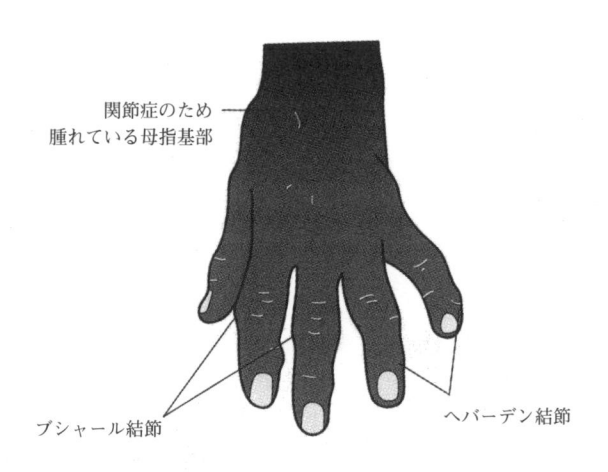

図3.8 関節症に侵された手の典型的な図

結節（図3.8）に関係があります。症状が出尽くしてしまえば痛みは比較的治まり，これ以上関節症が進行しない人がほとんどです。

（脊椎症）

　脊椎は7つの頸椎椎体，12の胸椎椎体，5つの腰椎椎体，5つの仙椎椎体という33の椎体からできています。大きさは椎体によって異なります

が，どの椎体も靱帯，腱，筋肉，椎間板とつながっています。椎体は滑膜関節ではないので，表向きは関節症になることはありません。

脊椎の椎間関節は滑膜関節なので，関節症になることがあります。脊椎の下の方を触れてみると，椎間関節がわかるでしょう。これは1つ1つの椎体を積み重ねることができる関節です。時間経過に伴って，硝子軟骨はすり減り，減少して骨棘が形成されるようになります。骨棘は理論上どの椎間関節に生じてもおかしくはありませんが，関節症が最も発症しやすい部位は頸椎と腰椎（曲げたり，反ったりなどの運動ができる部位）です。椎間関節に関節症が進行していくと，軟骨の弾力が失われ，椎間板がうすくなって（老化の一般的な特徴），神経を圧迫し，神経痛（鋭く，焼けるような，突き刺すような痛み）やしびれ，ピンや針で刺すような痛みが起きてきます。重症なケースでは神経が高度に圧迫されて，脊柱管狭窄症となります。

(肩関節症)

肩は自由に動かせる球関節で，上腕骨，鎖骨，肩甲骨からできています。背中からつながっている大きな筋肉は，関節を支え，上腕の動きを助けています。肩関節症はまれで，たとえばスポーツをよくする人や女性に，過去の外傷，慢性炎症または使いすぎの結果として生じるケースがほとんどです。

(足関節症)

足は生涯を通じて，体重のほとんどを支えながら酷使されています。関節症が進行する危険因子について考えてみれば，75歳以上の50％の人に足関節症が現れたとしても不思議ではありません。足は26の骨からできていて，足関節，足根骨，足指の3つの部位（**図3.9**）に分けられます。足関節症は，普通は第1中足関節（母趾関節），距骨下関節（足関節と踵骨の間）と足関節に発症します。腱膜瘤（バニオン）と槌趾は関節症の結果としてよく見られます（**図3.10**）。

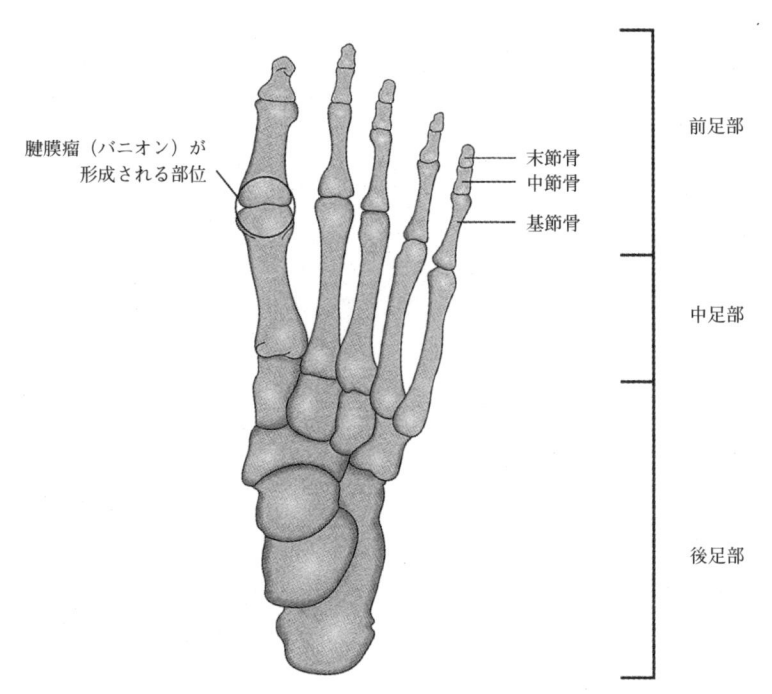

36　Part.1　変形性関節症の背景

図3.9　足の骨格構造

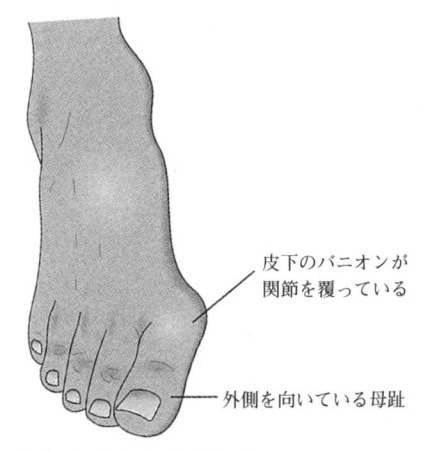

(図中ラベル)
- 腱膜瘤（バニオン）が形成される部位
- 末節骨
- 中節骨
- 基節骨
- 前足部
- 中足部
- 後足部

図3.10　腱膜瘤（バニオン）形成が見られる関節症の足

(図中ラベル)
- 皮下のバニオンが関節を覆っている
- 外側を向いている母趾

(肘関節症)

　肘は伸展(体から離ようように動かす)と屈曲(体に向かって動かす)という2種類の動きを可能にしている'蝶番関節'です。たとえばウェイトリフティングなどでけがをしたり，絶えず負荷をかけていない限りは，この関節が関節症になることは滅多にありません。

〈まとめ〉

　滑膜関節にはさまざまな構造があり，関節をうまく動かせるようにすべてがそれぞれの役割を果たしています。関節症のため軟骨がすり減ってくると，それを補おうとしてすべての組織に影響が現れ，関節全体が侵されていきます。

4. 変形性関節症の症状とサイン

➡ KEY POINTS
- 関節症による主な症状はこわばりと関節の痛みで, 関節が動かしにくくなることがある。
- 主なサインは, 関節の可動域の変化, 摩擦音, 圧痛である。
- 正確な診断をしてもらうには, 専門医を受診することが肝心である。

◉ 患者の視点（57歳　看護師 E.A.）

　関節症のためいろいろな挑戦を強いられていますが, 大部分は痛み（のタイプと量）に関するものです。私の場合, 膝関節症が最も重症です。

　この病気で, 階段を上る時の下肢の共同作業, 2, 3分以上立っていること, 座った姿勢から立ち上がることも困難です。膝に炎症が起きると, 膝を曲げたり, 運動したり, 普通に歩くといった簡単な作業もつらいです。

　関節症の症状を和らげるための治療をしています。私が勤務している整形外科オフィスに行く間に, 2種類の注射をしてもらいます。痛みが和らぐ程度は注射によって違います。初めの薬は, コルチゾン（ステロイド）です。1回の投与量は決まっていて, 数年間で何度も注射を受けましたが, 一時しのぎに過ぎず, '一時的によくなる' といっても数時間から数日間です。もう1つはシンヴィスク（Synvisc）という名前の注射です。ステロイド注射とは違って, シンヴィスクは私には効果がありませんでした。

関節症は関節の病気ですが，関節リウマチ，強皮症，エリテマトーデスといった多くの全身性の関節炎とは異なり，関節症で関節以外の器官が侵されることはありません。

　関節症の症状は非常に個人差が大きく，症状が原因で衰弱してしまう人もいる一方で，X線上関節に劇的な変性が現れているのに，顕著な症状がほとんど現れない人もいます。症状が断続的に現れるケースもあります。手や膝関節症の患者では，症状が見られる時期の合間に数年間まったく痛みが現れない時期があることも珍しくありません。

　患者のこの病気への向きあい方，不安，抑うつ感，日常的な活動は，関節症の症状の重症度に大きな影響を及ぼします。

　関節症の症状やサインは罹患関節によっても異なります。関節症の主な症状は，日常の機能に影響を与える関節のこわばりと痛みです。主なサインは関節の可動域の変化，摩擦音，圧痛などと関係があります。この章では，このような症状やサインについてさらに詳しく見ていきましょう。

> ❗ 症状やサインの1つまたは全部が現れていたとしても関節症とは断定できません。関節症でなくてもこのような症状が起きることがあります。正確な診断には専門医を受診して，どうかこの章を自己診断の手段として使用しないようにしてください。

　関節症に伴う主な症状やサインは，痛み，こわばり，関節内の可動域の減少，圧痛，摩擦音，腫脹，筋肉の衰えなどです。

(痛み)

　関節症の痛みは徐々に始まり，ゆっくりと何年もかかって進行していくケースがほとんどです。いったん定着してしまうと，痛みはジェットコースターのように悪化し，その後比較的緩和されていきます。

　痛みは通常関節の奥深くから生じます。鋭い痛みとか，焼けるような痛みと表現されることが多く，機械的な痛みと言われることもあります。すなわち病気の関節に重量や負担をかける行為（たとえば，歩行，階段を登ること，要するに膝関節に圧力をかけること）で悪化する痛みです。多く

の場合，痛みは2, 3分休めば和らぎます。

　時折長時間の活動（スポーツ，ハイキング，雪かき，庭仕事，繰り返し行われる日常生活動作）や1日の終わりに，活動に関連した痛みが続くことがあります。関節症患者の中には，寒さ，雪，湿気などで痛みが増すという人がいます。

　病気が進行して，関節構造がいちじるしく破壊されてしまうと，関節を休めている間にも痛みが現れ，夜，眠れなくなることもあります。

　関節症の痛みは通常侵された関節部位に発生しますが，痛みがそれ以外の部位に現れることもあります。たとえば，股関節症の痛みが実際には膝に感じられるケースもあります。

(こわばり)

　関節症に関連した関節のこわばりは，無活動状態（安静）の後によく現れます。朝ベッドから起きあがった時が最悪で，少なくとも30分間続き，日中休息をとった後に現れることもあります。2, 3分関節を動かしたり，少し運動をすると，関節症のこわばりを和らげることができます。こわばりは2, 3分間続くのが普通で，'ゲル化（gelling）'と呼ばれています。

(関節の可動域が減退すること)

　この疾患がさらに多くの症状を引き起こすにつれ，関節の動きが悪くなり，最終的には関節を充分に伸ばしたり，曲げたりできなくなる可能性があります。

(圧痛)

　関節症に侵された関節は炎症のサインがはっきりと現れていなくても，触れると圧痛を感じることがあります。

(摩擦音)

　関節を動かす際のバリバリ，キーキー，ポキポキ，ギリギリ，ゴリゴリといった音や感覚は'摩擦音'と呼ばれています。関節を動かす際に生じるこのような感覚は，通常は滑らかな関節内の軟骨表面が関節症のため粗

くなって発生すると考えられています。

(腫脹)

　関節症の後期には関節が腫れてくることがあります。この腫脹には柔らかいもの（過剰な関節液による）と硬い（関節の骨肥厚による―指関節に最も一般的に見られる）ものがあります。

　柔らかい関節の腫脹は，関節液によるもので，'滲出'と呼ばれています。滲出は関節腔に過剰な関節液が貯まったものです。この腫脹は温かいこともありますが，関節症では関節が赤くなり，熱を持つケースはまれで，痛風，偽痛風，感染などのそれ以外の疾患が疑われるので，医師に検査してもらう必要があります。

　骨棘（ハーデンまたはブシャール結節）と呼ばれる骨形成は，一般的に指関節の末端，あるいは真ん中に起きます。この骨性の隆起は，関節近くの皮膚の下に感じられることがあり，典型的には時間経過に伴って大きくなっていきます。

(筋肉の衰弱)

　関節症がさらに進行してくると，筋肉が十分に使われなくなり，弱くなってしまうことがあります。関節を取り囲み，支えている靱帯が延びてしまい，不安定になってしまう関節（膝など）もあります。

〈特定の関節に現れる症状〉

　関節症はどの関節にも同じように現れるわけではありません。この疾患は主に，手，膝，股関節，脊椎に発現して，肘，手首，足関節にはめったに現れません（図4.1）。

　さらに関節症は多くの場合，体の片側の関節が異なった程度で侵される非対称性のパターンとなります。

(膝の症状)

　関節症は特に膝の体重を支える部位を襲います。膝関節症の多くは，肥

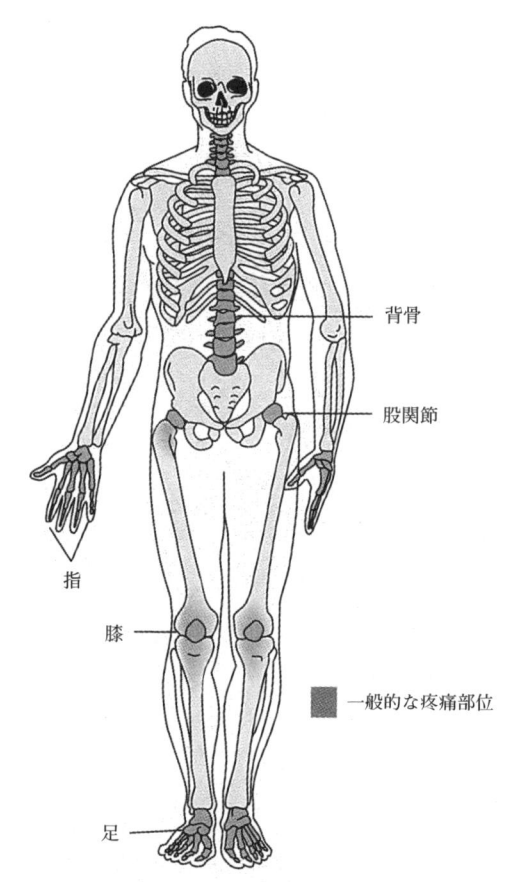

図中ラベル: 背骨、股関節、指、膝、一般的な疼痛部位、足

図4.1 関節症の一般的な疼痛部位

満,度重なる膝の外傷歴,膝の手術と深い関係があります。進行した膝関節症は,O脚,X脚を含むひざ配列の変化と関連していることがあります。膝関節症は,膝関節背側のくぼみに関節液が溜まって,ベーカー嚢胞(膝窩嚢種)になることもあります。

　体重を支える関節(膝のように)に関節症を発症した患者は,時々足を引きずるようになり,関節の変性をさらに悪化させてしまいます。痛くても,通常関節症になった膝は適度な柔軟性を保っています。膝関節症の痛みは,歩行,スクワット,椅子にすわる,立つ,階段を上るなどの活動で

ベーカー
嚢胞

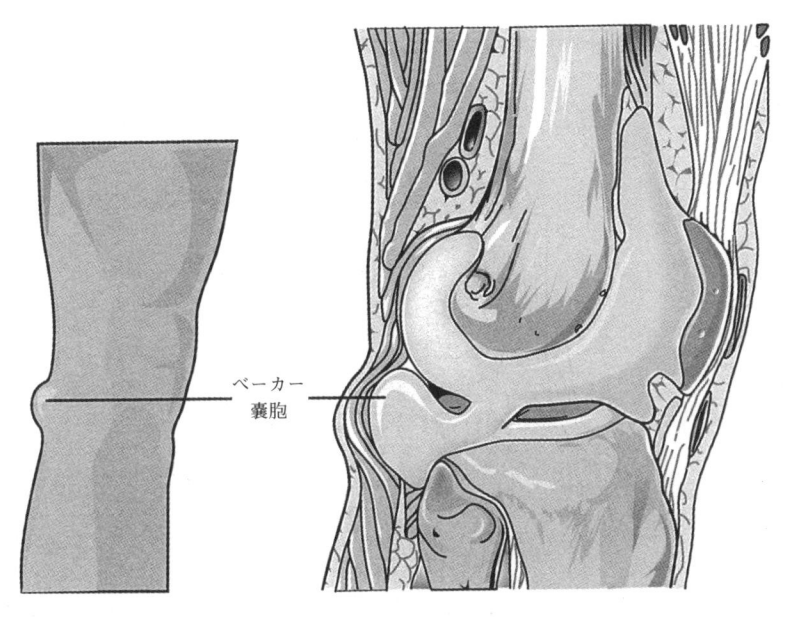

図 4.2 ベーカー嚢胞は膝の裏側に発現する腫脹で,関節液が膝関節の後方に貯まってできる。腫脹は関節炎などの原因で起きることがある。
Baker's cyst＝ベーカー嚢胞（ベーカー嚢腫ともいう）

多くの場合悪化します。

(脊椎の症状)

　関節症は,椎体の間でクッションを形成している椎間板の軟骨（あるいは変形性椎間板疾患として知られる）か脊椎自体の可動関節,またはその両方を侵します。典型的には,頸椎の下部,胸骨の下部,腰椎などの椎体（脊椎を形成する1つ1つの骨）を含む,脊椎の最も柔軟性に優れた部位に罹患します。どの部位に発生しても,痛み,筋肉のけいれん,動きの制限が現れます。

　脊椎症で合併症が起きることがあります。腰椎の椎体に骨突起が成長し,脊柱管内の神経を圧迫して,腰椎の痛み,運動で悪化する足の痛み,罹患部位のしびれ,うずきを引き起こします。腰椎の関節症が原因で,正常な椎体の配列が崩れてしまうこともあります。

頸椎に罹患すると，脊柱管が狭まり，脊髄を損傷し，腕や足を弱体化させ，歩行が困難になり，腸や膀胱をコントロールすることができなくなることがあります。

〔手の症状〕

指関節症は，高齢の女性に最も多く発生し，家族に遺伝することがあります。関節症によって指の小関節に硬い骨肥大（結節）が形成されます。関節症の診断には指結節の特徴的な所見が役立ちます。

関節症によってヘバーデン結節と呼ばれる指の末端関節（遠位指節間関節：DIP関節）の肥大が起きることがあります。骨の変形は，関節症が原因となり，骨と軟骨にくさび（骨棘）が形成された結果生じたものです。指の中央の関節（近位指節間関節：PIP関節）に，ブシャール結節と呼ばれる骨肥大が起きることもあります。

親指の付け根も関節症になりやすく，手が角張った感じになります。

ゼラチン状の囊胞は自然に消失する場合もありますが，指関節に形成されることがあります。

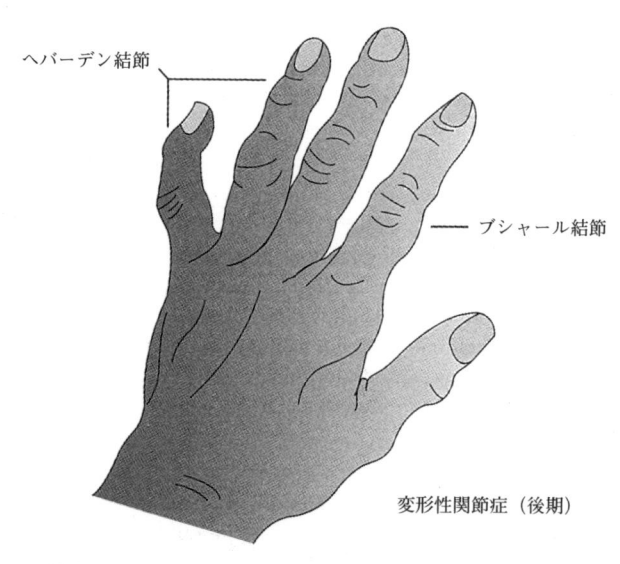

図 4.3 ブシャール結節

(股関節の症状)

　体重を支える股関節の片側あるいは両側には，関節症が頻繁に発症します．痛みはゆっくりと進行し，通常鼠径部や股関節の外側，時々臀部に現れます．痛みが膝に放散して，診断が難しくなるケースもあります．股関節症の患者は，可動域が狭まる傾向（特に股関節を回転させようとする時）があり，痛みを避けようとして罹患した足をかばおうとするので，足を引きずって歩くようになります．股関節症の痛みは，歩行，車の乗り降り，靴下やストッキングを履くなどの動作で悪化する傾向があります．

(肩の症状)

　肩関節は他の関節に比べて関節症にはなりにくい部位です．肩関節症が原因となって，漠然とした肩の不快感や，まわりの腱を刺激したり，傷つけてしまうことさえある骨突起，時にはいちじるしい痛みや可動域の制限が起きることがあります．それは肩関節（上腕骨頭と肩甲骨間の球窩関節）そのものに進行することがあります．以前肩に負傷したことがある人がほとんどで，徐々に肩の背部に痛みやこわばりが進行していきます．肩甲骨と鎖骨間の肩鎖関節（AC）関節に関節症が進行することもあります．

(足の症状)

　足は関節症になりやすい部位です．親指の付け根に起きた炎症で，腱膜瘤（バニオン）や関節のこわばりが現れ，歩行が困難になることがあります．

5. 変形性関節症の診断

> **→ KEY POINTS**
> - 関節症の臨床的な診断は，発現した症状やサインに基づいて行う。
> - X線は診断を確定し，臨床検査は症状を除外するのに役立つ。
> - 専門医から正確に診断してもらうことが肝心である。

　関節症の確定診断に役立つ単独のサイン，症状，検査結果というものはありません。代わりに，関節症の特徴的なサインや症状（前の章で詳しく述べた），必要に応じて行われたX線や臨床検査の結果など，さまざまな要因を考慮した上で診断します。

〈既往歴（症状）〉

　既往歴の中にしばしば関節症を示唆しているものが見つかります。医師は関節症状の有無，期間，パターンやそれ以外の症状についても問診します。さらに症状が日常生活にどんな影響を及ぼしているかについても質問するでしょう。一般的な症状は1ヵ所または少数の関節の痛みです。関節の罹患は通常非対称的，つまり体の片側の関節が異なる程度に侵されるパターンです。30分以内に治まる朝の関節のこわばりもよくみられる症状で，病気が進むにつれて，夜間の痛み，長く継続する関節のこわばり，関節肥大が明確になってきます。関節がきしるように感じられる摩擦音は，後期になって現れる症状です。屈曲拘縮（関節を充分に伸ばすことができない）や機械的障害（関節のロッキング）によって，関節の動きが制限されてしまうこともあります。

〈診察（サイン）〉

　診察中に気づいたサインから関節症の診断がつくことはよくあります。通常関節症の症状はさまざまな組織に関連して現れます。最終的な診断は，臨床検査で関節全体の機能を慎重に調べた上で，最も適正に行われます。医師は診察の間，関節の腫脹，可動域の異常，圧痛，骨増殖を調べ，さらに関節配列の変化，関節周囲の筋肉量の減退もチェックします。

　股関節，膝関節症の臨床検査には，体格評価（この危険因子は関節症にとって非常に重要な要因であり，病気が明確になれば病気の進行率を高める）や起立時と歩行時の姿勢配列が含まれていなければなりません。内反膝（O脚）や外反膝（X脚）を見る膝配列の評価は，患者に立ってもらえばすぐにわかります。O脚であれば，足はついているのに膝は離れているでしょうし，X脚の場合は，膝はついているのに足は離れているでしょう（図5.1）。

　靴形装具のために素足で立った時の足部の状態も評価されるべきです。関節可動域の評価，靭帯の安定性，筋力や触診による圧痛も有用です。

　症候性膝関節症の確定診断に有効な臨床的特徴は，徐々に進行する局所的な膝痛とこわばり，自動運動と他動運動の制限，活動によって再燃する関節内の腫脹，摩擦音，膝の外傷や関節鏡手術の既往歴，内側関節裂隙や

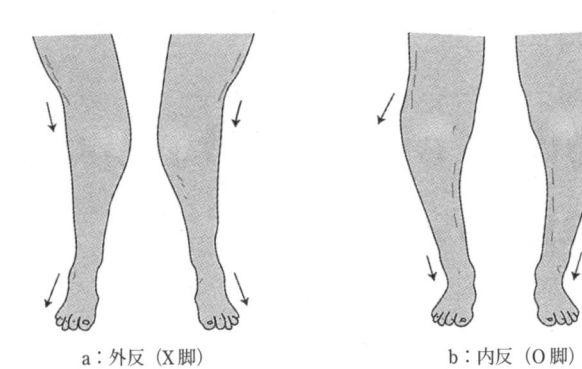

a：外反（X脚）　　　b：内反（O脚）

図5.1
a：膝関節に不均等な圧力がかかっている外反変形（X脚）
b：膝関節に不均等な圧力がかかっている内反変形（O脚）

外側関節裂隙の罹患部位の圧痛，加齢などです。膝関節症は，40歳以下の人にはまれです。

　股関節，腰椎からきている膝の関連痛を除外するために，診察中若干の検査を行う必要があります。他動的に股関節を内旋することによって起こる痛みを評価すると共に，鼠径部，太腿，腰椎の症状を調べるためにCT検査が指示されることもあります。座骨神経痛（腰仙部神経根炎）は，後方または外側膝痛の一般的な原因で，仰向けで横になりながら，下肢を伸ばして挙上させるテストで除外することができます。診断がはっきりせず，治療に対する効果が期待できない場合や臨床的に重大な変化が発生した場合は，さらに精密な検査が行われます。

〈X線〉

　X線は電磁放射線（光のような）の一種です。高エネルギーですが，体を通過してフィルムに像を結びます。濃密な構造物（骨など）は白く映り，中空は黒，それ以外は密度に応じてグレーの陰影になります。

　関節症患者の症状の重症度とX線の結果に食い違いがみられることはよくありますが，関節症の診断にはX線が大いに役立ちます。関節症と思われる症状が現れているすべての患者にX線検査が必要になるわけではありませんが，既往歴や経過から別の疾患が疑われる患者にはX線評価を行うべきです。これには，外傷，夜間の関節痛，進行する関節痛（以前にX線撮影をしていない），炎症性関節炎の明らかな家族歴が見られる患者と18歳以下の子供が含まれます。X線検査は手術を実施する時期や実施すべきかどうかを決定するのに役立つと同時に，特定の関節において痛みの原因が関節症以外のケースを除外するのに大変有効です。

　X線はごく初期段階の関節症の特徴に対してはあまり感応しないという定評を踏まえて，X線上陽性所見が見られなくても，症候性疾患が全くないと断定し解釈するべきではありません。逆に，X線で陽性所見が見られても，現在患者に現れている膝症状の主な原因が関節症とは限りません。無症候性X線変形性関節症（症状がないのにX線上に関節症が見られる）は，X線所見が複数の関節に現れることも多い高齢者の間では特によく見

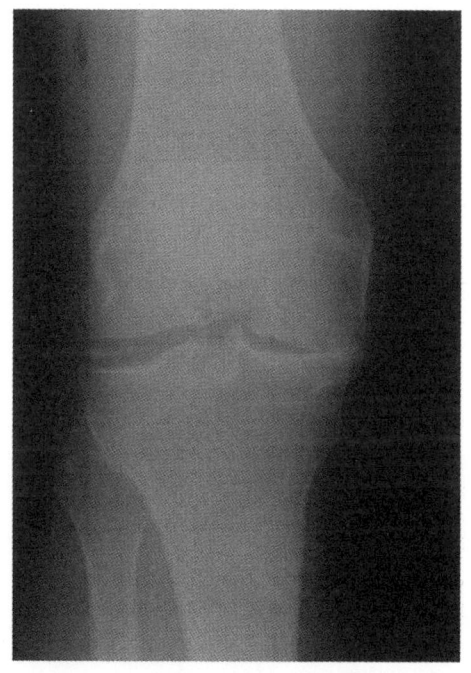

図5.2 内側関節腔の狭まりを示す膝前面から撮影されたX線。骨の白さが増し（硬化症），内側関節辺縁部に骨棘（新しい骨と軟骨）が形成されている。

られます。

　関節症はどの関節にも発生する可能性がありますが，膝，股関節，腰，手指，足の親指の付け根が最も一般的です。体の部位によって使用する画像法が違ってくることはありますが，X線上に現れる関節症の特徴はみな同じです（**図5.2**）。X線上に以下の所見が見られたら，関節症の存在が疑われます。

- 軟骨の消失を暗示している関節腔（2つの骨の間のスペース）の狭まり。これは関節症の部位と重症度に関する有力な指標を提供してくれますが，それだけで関節軟骨（骨端を覆う軟骨）の消失を示すものではありません。配列とメニスカス（半月，関節内軟骨）の変化を反映している場合もあります。

- 軟骨表面の下にある骨の異常な硬化は，放射線不透過性肥厚あるいは硬化症と呼ばれています。
- 骨突起（骨棘）は骨・軟骨新生の結果，関節辺縁に特徴的にあらわれます。
- 骨表面下の囊胞の存在。
- 下肢全体の画像は，医学的に脛骨大腿骨関節症（内側膝関節）を伴った膝の典型的なO脚（内反配列）を証明するでしょう。

〈臨床検査〉

関節症を診断する特別な臨床検査というものはありません。臨床検査は関節症とよく似た症状を持つ別の疾患を除外する目的で行われ，関節症の診断を間接的に助けてくれます。

- 赤沈（ESR）：赤沈は関節症を具体的に示すものではありません。赤沈が高ければ，関節炎は炎症性疾患が原因で起きている可能性があります。
- リウマトイド因子：リウマトイド因子と呼ばれる抗体は，ほとんどの関節リウマチ患者で陽性となり，関節症と関節リウマチの鑑別に役立つ可能性があります。
- 関節液分析：関節穿刺と呼ばれる処置では，関節液（関節を浸している液）のサンプルを抜き取って，分析します。関節液を採取して，詳細な分析を行うために，関節穿刺では滅菌済みの注射針を使用します。関節症患者の関節液は透明で，粘性があり，炎症細胞がほとんど含まれていません。関節症の場合は白血球数が $1mm^2$ につき500細胞以下で，主に単核細胞から構成されています。痛風，感染，あるいはそれ以外の炎症性関節炎による炎症の場合だと，白血球数は通常 $1mm^2$ につき2,000細胞以上見られ，主要細胞の型は，好中球（白血球の型）です。関節液内に結晶が見られれば，痛風の可能性があります。関節穿刺中，関節液を除去し，関節内にステロイドの注射をすれば，痛み，腫脹，炎症が緩和されることがあります。

(その他の検査)

　確定的な検査結果が得られなければ，医師は MRI や関節鏡検査を勧めるかもしれません．関節鏡検査では，関節腔に照明の付いた細い管を挿入して，関節構造を直接検査します．関節鏡検査は，X 線上には映らない軟骨の破壊を探すのに特に有効です．

(診断基準)

　公の基準は特定の関節に見られる関節症を診断するのに役立ちます．これらの基準は，膝，手，股関節のいずれかの関節症であるという可能性を高めるために，調査はもちろん臨床の場でも使用されています．以下は，米国リウマチ学会で開発され，提唱されている基準です．

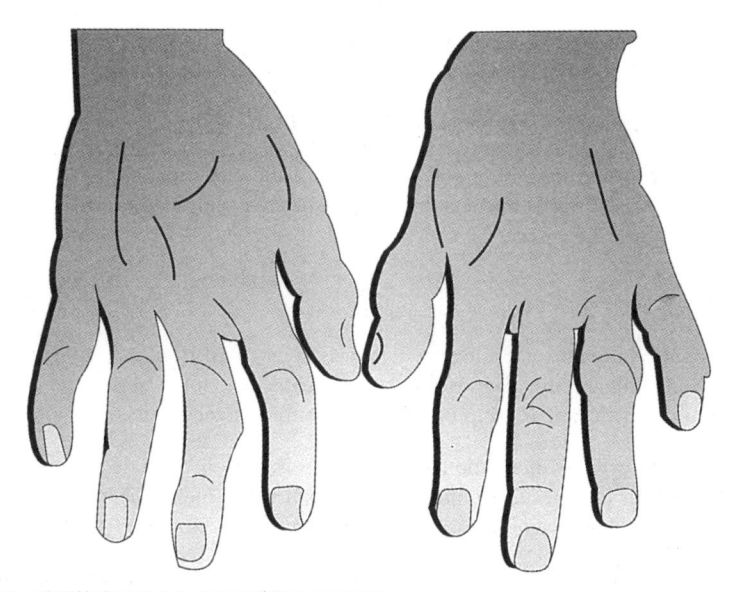

図 5.3　手関節症に見られる DIP 関節と PIP 関節
（指の末端と真ん中にある小さな関節）の結節性の腫れ

変形性膝関節症の基準

> 膝痛に加えて,以下の少なくとも3項目に当てはまる。
> ①50歳以上の年齢
> ②30分以内に治まる朝のこわばり
> ③きしみ,擦れるような感覚(摩擦音)
> ④膝の骨の圧痛
> ⑤膝の骨増殖
> ⑥触診で関節に熱感がないこと

　膝関節症の診断にはこれらの基準に加えて,臨床検査やX線検査がしばしば使われます。

変形性手関節症の基準

> 手の痛みに加えて,以下の少なくとも3項目に当てはまる。
> ①選別された10ヵ所の関節の内,少なくとも2ヵ所の関節に骨増殖が見られる
> ②遠位指節間(DIP:指の末端関節)関節に2ヵ所以上の骨増殖が見られる
> ③中手指節間(MCP:こぶし)関節に3ヵ所未満の腫脹が見られる
> ④選別された10ヵ所の関節の内少なくとも1ヵ所に変形が見られる

　手関節症はこれらの基準に基づいて診断されることが多く,臨床検査やX線検査はあまり必要にはなりません。

変形性股関節症の基準

> 変形性股関節症の診断は，臨床検査とX線検査の結果に基づいて行われる。
> 股関節痛に加えて，以下の少なくとも2項目に当てはまる。
> 　①正常な赤沈（ESR）
> 　②X線上に骨増殖（骨棘）が見られる
> 　③X線上関節裂隙の狭小化がみられ，関節軟骨の減少がわかる

〈まとめ〉

関節症の臨床的診断は，発現している症状やサインを基準にして行われます。X線検査は確定診断に役立ち，必要に応じて臨床検査は他の症状を除外するのに役立ちます。

> ❗ 正確な診断をしてもらうためには必ず専門医の助けを求め，この章を自己診断のために使用しないようにしてください。

6. 変形性関節症の長期的な展望

→ KEY POINTS
- 調査は関節症の自然経過を理解するのに役立っている。
- 関節症は必ずしも悪化するとは限らず，安定した状態が持続して，時間経過の中で改善することさえある。
- 太り過ぎは，関節症とその症状が悪化することの強力な危険因子である。
- 管理計画を立てるにあたり，関節症を発症させ，進行させうる要因についてよく理解しておくことが大切である。それには，自宅でできて，医学的介入を必要としないさまざまな内容も含まれる。

? よく受ける質問

　関節症と診断された患者は，他の慢性疾患の患者と同じように，病気の自然経過に関心を持ちます。［この病気は悪化しますか？］［全部の関節に発症してしまうのですか？］［関節置換術が必要になりますか？］などはよく受ける質問です。

　実際医師が治療する関節症患者の程度には大きな幅があり，症状が非常に軽く，罹患関節が1ヵ所だけの人から，重症で進行性な関節症のため，多数の関節が侵されている人までさまざまです。関節症の自然経過は人によって大きく異なるので，こうした一般的な質問に対して白か黒かで回答することは不可能です。

〈調査と関節症の進行〉

　関節症の自然経過をさらに詳しく学ぶという点で，調査が極めて重要な役割を果たしています。過去20～30年にわたり，罹病期間2～15年間の患者を追跡する研究が，関節症の自然経過を確立するという目的で，疾患経過に何らかの決まったパターンが見られるかどうかを確認しようとヨーロッパと米国で行われてきました。この調査では，関節症に最もかかりやすい膝，股関節，手などの部位に関する疾患経過を調べながら，主に以下のサインや症状に焦点が当てられました。

- 痛みと苦痛の程度，経験される機能の喪失
- 関節軟骨の消失，骨棘の存在，時々骨硬化症を示しているX線上の変化
- 骨，軟骨構造，それ以外の関節構成要素の病理学的変化

　痛みの大きさは関節構造の破壊の程度と必ずしも一致するわけではなく，逆もまた然りであることは前章の中ですでに述べた通りですが，焦点を絞った主な分野が3つあることで，調査計画がより複雑になってしまいました。
　しかし今までの調査結果で，関節症の自然経過に関しては3つの結論に達しています。

- 個人的な関節症の進行に影響を与える一般的な要因がある
- 自然経過は関節によって異なる
- 全部の罹患関節が進行するとは限らない

〈関節症の進行に影響を与える一般的な要因〉

　概して関節症の進行にはさまざまな一般的要因が関係しています。内因性のものもあるし，外因性のものもあります。つまり，遺伝子構造によるものもあれば，肥満，筋肉の衰え，外傷などの環境的要因に影響されるも

のもあるということです．関節症の経過を個人的に確認しようとする場合は，こうした要素を考慮に入れます．幸い，以下に述べる環境的要因を積極的に変えることで，関節症の経過を変化させることが可能です．

（年齢）

　残念ながら，体内時計を止めることはできませんし，年をとればとるほど，関節症にかかりやすくなってしまうため，誰にでも症状が現れるとは限りませんが，75歳までの90％の人にX線上少なくとも1ヵ所の関節症が進行すると推定されています．

（多発関節の罹患）

　そうは言っても，良い報告もあります．関節に1ヵ所だけ関節症が現れたとしても，自動的に他の関節にも現れるとは限りません．実際に罹患関節が1ヵ所だけという友人や同僚をご存じの方も多いでしょう．

　しかし，2ヵ所以上の関節に関節症が現れている時は，病気が進行するリスクが関節内で高まっていることが調査で明らかになっています．これは別の関節が関節症だと，病気がさらに進行しやすくなる膝や股関節の研究によって証明されています．たとえば，指にヘバーデン結節（Part 1の手の関節症　参照）があれば，膝関節症の進行は6倍相当高くなることがあります．同じタイプの関節が2ヵ所侵されている時も，リスクが高まり，たとえば両側変形性膝関節症は，片側変形性膝関節症より進行しやすいことがわかっています．

（肥満）

　太り過ぎが，膝，股関節などの体重を支える関節や特に女性においては，手などにも，最初に関節症を発症させる主要因子であることはすでに見てきました．これらの関節においては，肥満が関節症の進行と非常に密接な関連性を持っていることも調査で明らかにされています．

　太り過ぎの人に関節症が進行するというメカニズムは，日常の活動を通じて関節に過度の負担がかかり，その結果軟骨が破壊されて，軟骨以外の関節構造にも大きなストレスがかかることが第1の要因となっています．

第2は代謝性の要因です。太り過ぎていると，慢性炎症に加え，異常な数値のコレステロールと血中を循環しているグルコースが，関節症の進行に影響すると考えられています。したがって，病気は手のような体重を支えない関節にも進行していきます。幸い食事や生活習慣を見直して，体重を減らせば，関節症の進行を抑えられることが研究によって証明されていますし，本書のPart. 2ではこれについてさらに詳しく説明します。

(筋肉の弱さと関節の外傷)

3章の中で，筋肉の強さと張りが'安定した関節'を保つのに欠かせないことはすでに述べました。関節が安定していれば，適度の力で関節を正しい方向に動かすことができます。健康な関節では，あらゆる組織がこの安定性を保つために連携しながら働いています。過去の外傷や筋力の弱さが，関節症の進行を加速させる要因となることが研究で明らかになっています。残念ながら，けがのための手術では，将来その関節から関節症になるリスクを完全に取り除くことはできません。

現在学校，大学，エクササイズ教室などで，運動の前に軽いストレッチング，ウォーミングアップ，クーリングダウンを行うことで，関節や筋肉を守ることが日常的に実施されるようになってきましたが，それが外傷を減らすのに役立ち，長期的に見て特定の関節に関節症が発症する事態を防ぐことにつながるでしょう。筋力が高まれば，関節症の進行を防ぐことができますし，それについては本書のPart. 2でさらに詳しく説明します。

〈特定の関節と関節症の進行〉

今までの調査のほとんどは，膝，股関節，手の関節症に焦点を当てられてきました。以下ではそれ以外の部位についても述べますが，特定の関節の自然経過を正確に明らかにしようとした調査はほとんどありません。

(膝)

筋骨格系の中でも膝はかなり複雑な関節の1つです。それは3つの部位からなり，どの部位も関節症になる可能性を持っています。研究によると，

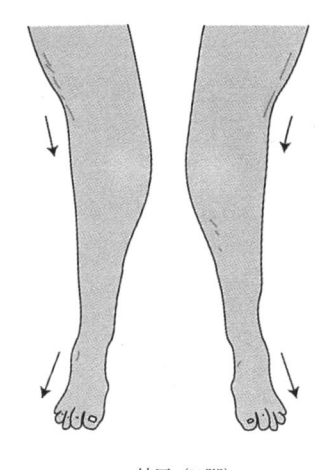

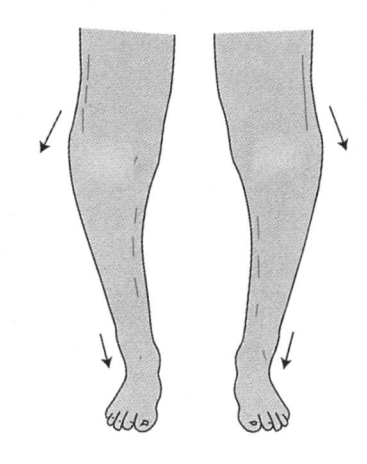

a：外反（X脚）　　　　　　　　　b：内反（O脚）

図 6.1
a：膝関節に不均等な圧力がかかっている外反変形（X脚）
b：膝関節に不均等な圧力がかかっている内反変形（O脚）

　一般的に膝関節症の発症の仕方は非常にゆっくりで，進行にはしばしば長い年月がかかり，多くの場合，数年間は安定性が保たれています．X線上のサインが改善するということは滅多にありませんが，診断から1年後ごくまれに，ときどき症状が改善する人がいます．

　膝に重いけがをした経験のある人は，早い年齢でその関節に関節症が現れる傾向が高く，けがをしたことのない人より20年程度早く発症するケースもあります．残念ながら膝関節は複雑な関節なので，機能からしても外傷を受けやすい関節です．一般的に体重の負担が持続的にかかる活動や，ひざまずくといった動作を繰り返すことによって，進行速度が加速すると考えられます．前述したように，太り過ぎもまた，病気の経過を加速させます．

　外反や内反（普通はX脚あるいはO脚と呼ばれる）のような配列の変形が見られる患者は，正常な人に比べて膝関節症になる比率は5倍高くなります．過度で不均等な体重負荷が関節内にかかることによって発生し，それ以外の関節構造にも早い段階からストレスがかかるためです．

　初期段階では，痛みやこわばりの症状を鎮痛剤や理学療法で治療しなが

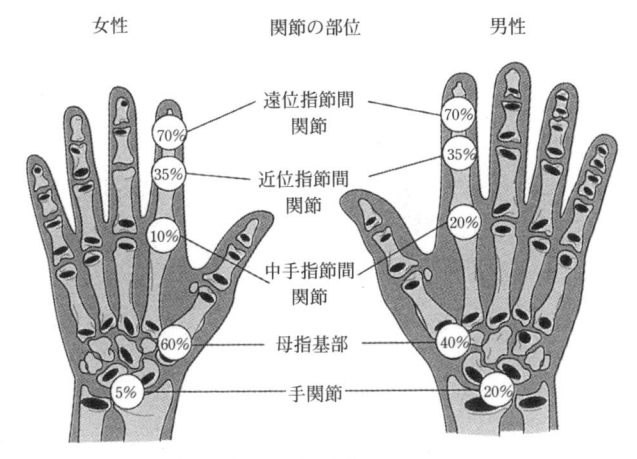

図6.2 関節症に侵されやすい男女別の手の部位

ら，普通の活動レベルを保つことができますが，病気が進行するにつれて，痛みが増し，歩くこと，階段を上ること，浴槽に入ったり出たりするといった日常の動作も困難になっていきます。時間が経つにつれ，55％の人は膝関節のこわばりや腫れが悪化し，活動が制限されるようになります。この段階での治療法としては，注射療法，より強力な鎮痛剤，その他の治療法などがありますが，それでも症状が改善されなければ，手術となることもあります。

　X線で11～15年間患者の軟骨の減り具合を計測しながら経過観察した長期研究の中では，膝関節症の対象群の33～66％に病気の悪化が確認されました。

　科学者は長年に渡って，X線上に骨棘，硬化症，関節腔の狭まりなどの明確な特徴が現れた場合，関節症がたどる経過を決定することができるかどうかを確認するための研究を実施し，そのすべての特徴が関節における関節症進行の重要な決定要素になっていると結論づけました。

(股関節)

　股関節症の自然経過に関する調査はわずかしか行われていません。これは患者が後期になるまで医師を受診しないことが若干影響しているようで

関節症のため
腫れている母指基部

ブシャール結節　　　ヘバーデン結節

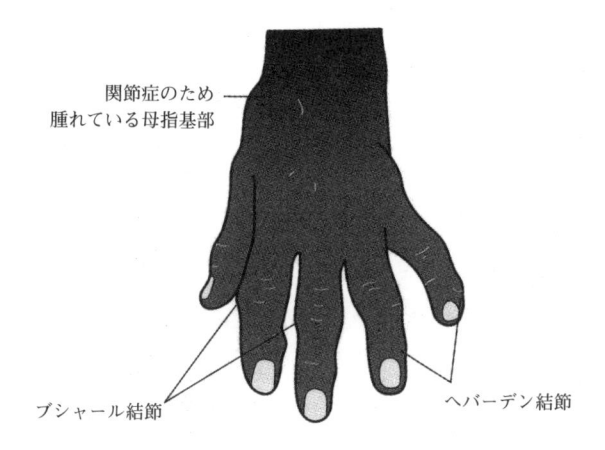

図6.3 関節症に侵された手の典型的な図

す。そうはいっても，この関節は膝関節に比べるとかなり進行が早く，破壊的で，手術が必要になるまでに通常3ヵ月から3年かかるといわれています。2つの研究によると，症状やX線上の変化に改善が見られる人がときどきいるようですが，その数は極わずかです。股関節は体重を支える関節なので，体重増加や過酷な肉体労働などの過剰な体重負荷によって進行が加速します。先天性股関節異常の人は，大体40歳前には股関節に関節症が現れます。

　最初のうちは痛みを鎮痛剤でコントロールしながら，大抵の人は歩行用の杖を重宝だと感じるようになっていきます。病気が進行してくると，歩行時や夜間の痛みが増してきて，約60％の人は初診から2年以内に手術を行うことになります。股関節症の合併症の1つに，骨組織の死（骨壊死）があり，その多くは後期に発生します。骨壊死なら手術は避けられません。

(手)

　通常手関節症は指の遠位指節間関節（DIP）と近位指節間関節（PIP）と親指の付け根に発症し，50代の女性を襲うのが一般的です。指関節症の自然経過は，膝や股関節のものとは大きく異なります。現れたり，消えたりする罹患関節の一般的な痛みで始まり，関節が腫れたり，圧痛が見ら

れたりする炎症期が1～2年続くケースが多く，その間にヘバーデン結節とブシャール結節が形成されていきます。最初は硬いという程度ですが，後に骨のようにカチカチになります。痛みや圧痛は数年後には治まりますが，腫れは硬く固定化して，動きが制限されていきます。70代，80代になる頃には症状は鎮まりますが，結節や変形は大抵残ったままです。見た目を気にする人は大勢いますが，関節置換術が必要になるまで進行する人は滅多にいません。この段階になると，こわばりはあっても，痛みからは解放されている人が多くなります。

　親指の付け根も関節症になる可能性があり，最初はものを書いたり，キーボードを叩いたりする時に痛みを感じるようになります。前述した指関節症と同様に，最初は鎮痛剤や抗炎症剤で痛みを緩和します。親指の付け根の関節症には，スプリント，注射，手術が必要になる人もいます。

(肩)

　肩関節が関節症に侵されることはめったになく，経過に関する調査はほとんどありません。肩関節症は外傷の結果として進行するケースがほとんどです。鎮痛剤や抗炎症剤などの保存療法で症状が緩和されなかったり，機能が改善されない場合は，術後十分な可動域を確保できる保証はありませんが，手術を考慮します。

(足)

　関節症は足のどの関節にも発症する可能性がありますが，一番なりやすい部位は母趾関節です。足に合った靴を履くと痛みが緩和されることが多く，矯正具が助けとなる人もいます。この関節の関節症には鎮痛剤や抗炎症剤を使って管理するのが一般的ですが，気になる症状が続いて手術を受ける人もいます。

(脊椎)

　脊椎症は椎間板変性や機械的な背部痛を不正確に関節炎だとしている多くの人々によってしばしば過剰診断されています。脊椎症は，椎間関節だけに罹患し，これもまた長い年月がかかる自然経過の1つであり，経過の

中で痛みが再燃することもあります。背部痛は一般の人にもよく見られますが，椎間関節の関節症の経過を調べた調査はほとんどありません。

〈まとめ〉

　関節症の進行は関節のタイプによって異なり，内因的なものや，環境的なものなど，さまざまな要因の影響を受けることが先の研究によって証明されています。このような理由から，関節症の自然経過には非常に大きな個人差があり，皆が皆，手術が必要になるほど広範な関節症に進行するわけではありません。

　ある程度は患者次第で，どのように病気が進行し，病気の管理に何を選ぶかという選択によって，関節症の進行や症状を変えることができます。

　残念ながら，今のところ関節症を治癒させる方法はありませんが，疾患過程をより詳しく解明してくれるという点で，調査が極めて重要な役割を担っています。それが後々関節症を効果的に治療し，自然経過を遅らせることに役立っていくでしょう。

Part. 2
変形性関節症の管理

1．変形性関節症の管理

　本書を執筆する目的は，変形性関節症患者に関係する人々に関節症の管理に役立つ情報を提供できる，患者に優しい書籍（情報源）を制作することです．本書によって関節症の知識が広がり，自身の疾患管理に役立ててもらえれば光栄です．

　関節症は関節全体の病気で，痛み，炎症，こわばりを引き起こし，往々にして，機能を減退させてしまいます．こうした身体的症状はさまざまな形で患者を襲い，気分や感情だけではなく，仕事，家庭生活，娯楽にも影響を与えます．人にはみな個人差があって，思考や感情が働かなくなる人もいれば，洗濯，身支度，料理，買い物などの日常の仕事が困難になる人もいます．関節症は関節の病気ですが，結果として，ライフスタイルに多大な影響を及ぼす可能性を持っています．こうした理由から，関節症の管理を考える時，それによって損なわれた個人生活にきちんと対処できるよう，一人一人を個別に評価することが大切です．

　他の慢性疾患と同じで関節症には単独の治療法はなく，代わりに疾患の管理に役立つさまざまな戦略が使用されています．糖尿病患者も同じく，インスリンを摂取するだけではなく，太り過ぎていれば，体重を減らして，健康的な食事を取り，血糖値をモニターするように迫られます．このような戦略はすべて血糖値を安全なレベルに維持し，健康を改善して，合併症のリスクを下げることに役立ちます．関節症患者を管理する医師は，治療効果を最大限まで高めるために，治療法をパッケージの一部として使用し，その中にさまざまな戦略を盛り込むことが最善の方法だと考えています．たとえば，症状を管理するのに単に鎮痛剤を服用するのではなく，体重，フィットネスレベル，筋力を考慮して，日常の活動パターンを評価しましょう．あなたは頑張ってやっていますか？　試験のエビデンスや専門家か

らのアドバイスに基づきながら，米国では米国リウマチ学会（ACR）が，ヨーロッパでは欧州リウマチ学会（EULAR）が，関節症の治療法に関するガイドラインを作成してきました。2つの間にわずかな違いは見られますが，治療法に関するアドバイスは同様です。

両会の目的は以下のものです。

- 疾患とその管理についての情報を提供すること
- 痛みのコントロールを助けること
- 問題点を明らかにし，機能を改善し，身体障害を減らすようにすること
- 可能な部位の疾患過程と結果を変えること

「疾患過程と結果を変える」という4番目の目的は，関節症の長期的な病態を軽減するために，関節症に侵された関節内の構造を変えることに狙いを定めています。すべての目的の中でそれを達成するのは最も難しいのですが，実行できれば一番意味があります。

疾患過程を変えるには，大まかに言って，以下の2つの方法のどちらかが使われます。

①第1は，疾患経過に関係が深いなんらかの危険因子を変えること

危険因子には，体重，関節配列，筋力などが含まれます。たとえば太り過ぎているなら，体重を落とせば，関節変形の進行を遅らすことができます。関節の配列に問題があるなら，ブレース（矯正具）や靴など，配列の改善を目的とした治療法を用いることで，長期的な疾患経過を変えられるはずです。同様に，筋力の衰えや関節の不安定性が見られる場合は，筋力をつければ，関節症の構造的経過に影響を与えられる可能性があります。

②第2は，関節内の構造を変える可能性を持つ薬剤を服用すること

現時点で関節症患者に強く薦めることはできませんが，乞ご期待！　硫酸グルコサミンにはこの目的を叶えられるかもしれないという暫定証拠があります。

このような一般的な目的に重要度の序列はなく，何らかの形ですべてを達成するように努めるのが理想的です。医療専門家から特に説明がないときは，自己管理戦略の内のどれかを試してみたり，専門家に質問したりできるよう，若干の知識（本書に書かれていることのような）で自己防衛することが大切です。

〈治療法にはどんなものがあるの？〉

今日利用されている通常の治療戦略には，なんらかの教育的なグループ，疼痛管理グループ，疼痛緩和薬，硫酸グルコサミン，理学療法，注射，手術などの種類があります。しかし，最初にどの治療法を試せば良いのでしょうか。たとえば，関節症患者には通常手術は必要になりませんので，治療の第一線として外科的な意見を求めるのは不適切でしょう。医師は利用することができる治療法の知識を用いて，図7.1のステップに従うはずです。ご覧の通り，治療の第一段階は，非侵襲的な治療法です。疾患を管理し，進行を防ぐのに，ほとんどの患者はこの2つのステップだけで十分で，3，4ステップに移る前に，必ず試してみるべきです。

こうした治療法については，後の章でたっぷりと述べます。

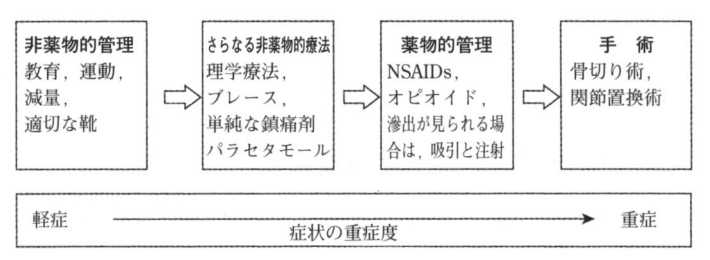

非薬物的管理	さらなる非薬物的療法	薬物的管理	手　術
教育，運動，減量，適切な靴	理学療法，ブレース，単純な鎮痛剤 パラセタモール	NSAIDs，オピオイド，滲出が見られる場合は，吸引と注射	骨切り術，関節置換術

軽症 ──────── 症状の重症度 ────────→ 重症

図7.1　関節症患者を管理するための段階的なアルゴリズム（手順）。これは患者の反応，医師の好みによって修正される治療アルゴリズムの例。関節症患者全員に対し薬物療法や手術を実施する前に，非薬物的管理を第1選択治療として考慮するという包括的な必要性を強調する。症状が持続したり，より重症な場合，アルゴリズムを左から右へ移すことになる。

〈ステップ1：非薬物的アプローチ〉

①教育

　関節症は自己管理が非常に重要な意味を持つ慢性疾患です。関節症患者なら，なんらかの自己管理プログラム（関節炎財団で実施されているような）に参加するよう，勧められて然るべきです。このようなプログラムは関節症の自然経過に関する情報を提供し，初めて関節症と診断された患者の不安を和らげてくれるだけでなく，社会的支援や対処スキルについての教育のための情報を提供してくれます。それらは患者一人一人の関節症管理に対して重大で長期的な影響力を持つことが証明されています。こうしたプログラムを利用しない人には，医療センター，理学療法士，医師から関節症に関するチラシや文書が渡されるでしょうし，理学療法士の中には関節症患者のグループ教育を行っている人もいるでしょう。詳しい情報が欲しい場合は，インターネット（巻末の付録に有用なアドレスを掲載）からも得ることができます。疾患に関する知識が増せば増すほど，病気が管理しやすくなるはずです。本書がその一端を担えるならば光栄に思います。

②減量

　太り過ぎていて股関節と膝に関節症が見られる人には，食事療法と運動を組み合わせた減量法が勧められます。1年半に及ぶ"関節炎，食事療法，活動促進試験"の中で，肥満した高齢者と肥満した膝関節症の成人には，食事療法と運動を用いると，痛みと機能の自己申告程度が全体的に改善したことが証明されました（Part. 2 4章，「体重のコントロール」参照）。

③靴型装具

　下肢に関節症が見られる人は，適正な靴型装具（支持靴）を履くと効果的です。靴には足にかかる負担を変えてくれる可能性があるので，膝や股関節に関節症がみられる人には，衝撃を減らして痛みを起こさないようにする方法がたくさんあります。靴は足を保護してくれる，かかとの低いものがよいでしょう（ヒールの高さが4.5cmぐらいであっても，膝関節をひ

どく痛めてしまうことがある)。膝に痛みがある人は，特注の装具を入れたり，靴型装具を履けば痛みが和らぐ率が高く，運動靴は足を十分に守ってくれるので，膝関節症の症状を抑えることができます。

〈ステップ2：その他の非薬物療法〉

①運動

運動には有酸素容量，筋力，持久力を高め，減量の効果もあります。大腿四頭筋を強化する運動で，痛みや機能が改善することが証明されています（詳しくはPart.2 2章の「運動」を参照）。

②杖

敏感になっている膝，股関節の物理的な負担を減らす一番簡単な方法は，杖を使うことです。痛む下肢とは反対側の手に杖を持って，痛い方の下肢が地面につく前にしっかりと杖をつくのが，最も有効な使用法です。

〈ステップ3：薬物療法〉

①薬局で買える弱い鎮痛剤

パラセタモール（アセトアミノフェン）は軽症から中等度の関節症に選択される経口の鎮痛剤です。痛みを和らげ，推奨用量（1日4gまで）で忍容され，関節症患者の管理に携わるほとんどの医師が最初に試してみることを勧める鎮痛剤です。

②ビタミンとサプリメント

関節症の治療薬として非常に多くのサプリメントやビタミンが販売されています。中でも一番有名なのが硫酸グルコサミンと硫酸コンドロイチンです。それらは概して非常によく忍容され，痛みを抑えるだけでなく，関節症の経過を遅らせる可能性もあります（詳しくはPart.2 5章の「グルコサミンの役割」参照）。

③疼痛緩和薬（鎮痛剤）
- 抗炎症剤（NSAIDs）は，パラセタモールの効き目が不十分だった人に考慮しますが，関節症に対して日常的に抗炎症剤を使用するのは好ましくありません（part. 2 12章，「変形性関節症に使用される薬」参照）。
- オピオイド鎮痛薬は抗炎症剤が合わないか，効果がないか，十分忍容できない患者の代用薬として有効です。
- 皮膚に使用する抗炎症剤（ぬり薬）の処方
- それ以外の薬にはアミトリプチリンとカプサイシンがあります。関節症に使用される薬についての詳細は，Part. 2 5章を参照。

④関節内注射

関節内に行う注射で，関節症の関節の痛みをかなり抑えることができます。注射にはステロイドとヒアルロン酸という2種類の違ったタイプがあります。両薬とも有効ですが，使用する臨床的状況は異なります。注射は医師にしてもらう必要があるので，主治医に相談してみましょう（詳しくはPart. 2 6章，「注射療法」参照）。

〈ステップ4：手術〉

ステップ1，2，3のような治療法で症状がうまく管理できているなら，手術をする必要はありません。手術が適応されるのは，痛みで体が衰弱し，歩行や日常生活などの機能が大幅に低下し，睡眠や仕事に支障をきたすようになったケースです。手術には次のような種類があります。

- 関節鏡視下デブリドマンと洗浄（伸縮鏡視下スクレイピングと洗い出し）
- 骨切り術
- 関節置換術（詳しくはPart. 2 11章参照）

〈関節症の将来的な治療法〉

　関節症は，機械的な力（関節の特定の部位にかかる圧力），細胞の（細胞に関連した）力，生化学的な力が複雑に相互作用し合うことで進行するようです。中でも最も重要な要因が機械的な力です。関節症は加齢に関連した病気なので，発症はしかたないと決め込んでしまうのは早計でしょう。関節症の分野で，治療法を改善し，進行や発症も防ぐために疾患過程をさらに詳しく学ぼうと懸命に働いている医師や研究者がいます。

　関節症の進行には機械的な力が決定的な役割を果たしていることを示す強力なエビデンスがある（**図7.2**）のに，この問題に対処する治療法は今までほとんど開発されてきませんでした。今までの薬物療法は，炎症を抑

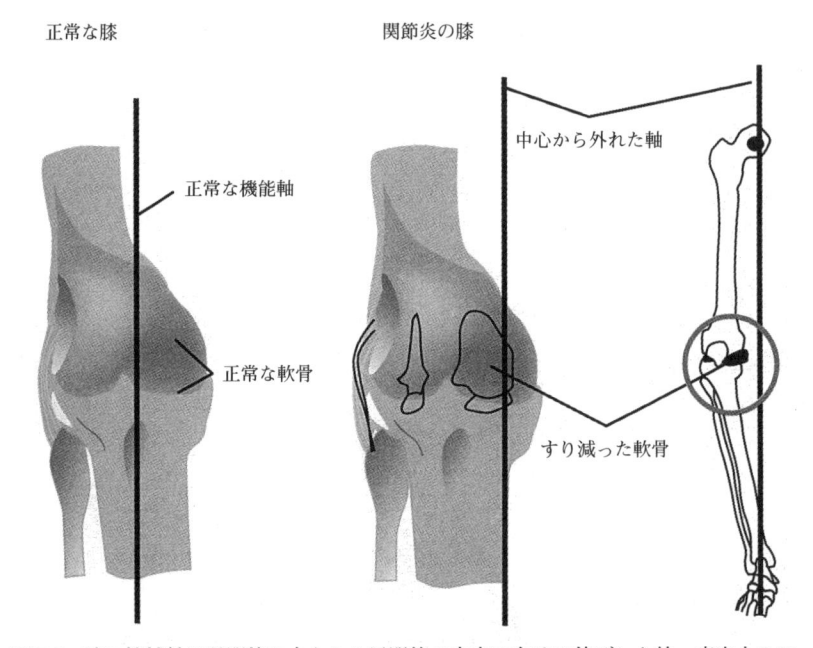

正常な膝　　　　　関節炎の膝

正常な機能軸
正常な軟骨
中心から外れた軸
すり減った軟骨

図7.2　膝の機械軸は股関節の中心から足関節の中央に向けて伸ばした線。事実上この線は地面に対して垂直である。健康で，まっすぐな膝関節だとこの軸は膝の中心付近を通る。よって，膝関節の関節面にかかる負荷が関節のあらゆる部位で均一となり，バランスがよくなる。関節症だと機能軸が乱れることが多い。この乱れによって，膝関節の特定の部位に負荷が生じ，破壊が進行する。

え(たとえば,抗炎症剤で),軟骨細胞機能を刺激し,関節症の関節内で通常不足している潤滑液(ヒアルロン酸)を補給することに焦点がしぼられてきました。関節にかかる余計な力に対応しなければ,薬の効果は限定されてしまうことについて論じる余地があります。

(膝ブレース[矯正具]と矯正学)

膝関節症患者の負荷を変えれば,症状の緩和につながることは何年も前から知られていましたが,この原理に基づいた治療法の使用は限定されています。膝ブレース(**図7.3**参照)は有効で安全ですが,膝関節症の管理に処方されることは滅多になく,処方されたとしても,時間経過に伴ってすぐに使われなくなってしまいます。膝関節症は長期的な治療を必要とする慢性疾患で,ブレースを使用すると,痛みの症状や機能が改善されることが短期研究(6ヵ月以内)で証明されていますが,ブレースの効果や固定を評価している長期コントロール研究はありません。さらに長期的な研究が求められており,新しいブレースのデザインには,扱いが簡単で,かさばらず,長く使えるものが理想的です。

(生体組織工学)

生体組織工学(**図7.4**)は大きな可能性を秘めているものの,認可を受け,関節症患者に広く使用されるまでにはまたしても詳細な調査が必要な分野です。1986年に造られた生体組織工学という用語は,器官や組織を置換し,修復し,再生する科学のことを示しています(この用語はしばしば再生医学と同義で使われます)。関節症管理の分野では,半月板(膝にある軟骨のディスク)や靱帯の治癒を高める新しい技術を使って,軟骨や骨の再生を促す成長因子を使用すること,人工軟骨組織を生み出そうとする試み,軟骨や骨をより良く治療するために,筋肉や脂肪由来の幹細胞を使用することなどがこれに当たります。将来的にこうした進歩が,生物学的関節置換と呼ばれるより高度な代替治療をもたらす可能性もあり得ます。現時点での大きな制限の1つは,関節力学に対応しない限り,成功の見込みはほとんどないということです。

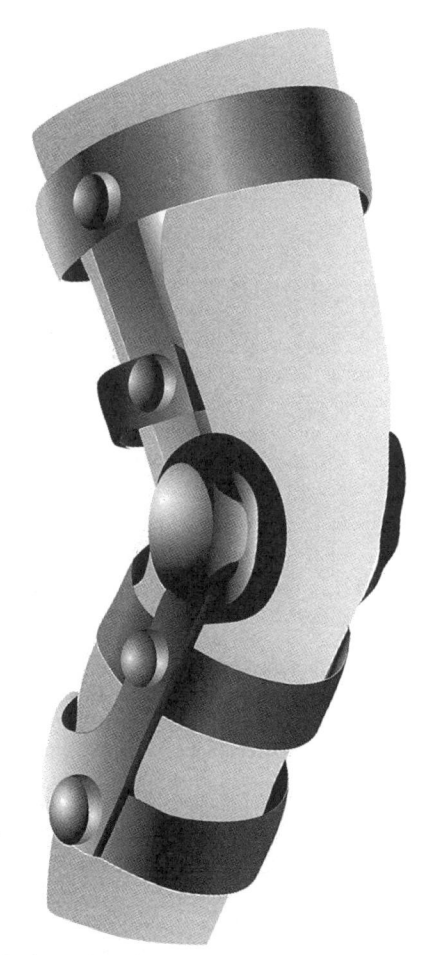

図7.3　関節症の膝に使われる典型的なダブルヒンジ式膝ブレース

(肥満—将来的に懸念されること)

　公衆衛生の観点からすると，関節症の約50％は肥満の蔓延を食い止めれば，防ぐことができるようです．負担の重いこの疾患の有病率になんらかの公的な影響力を及ぼすには，体重をコントロールするための戦略が不可欠です．

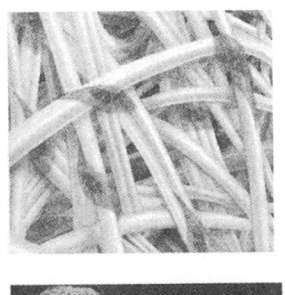

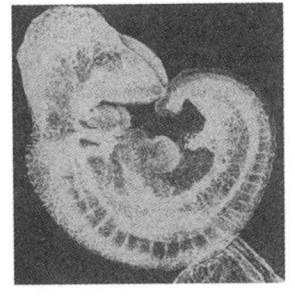

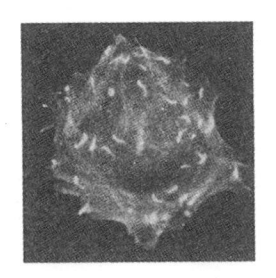

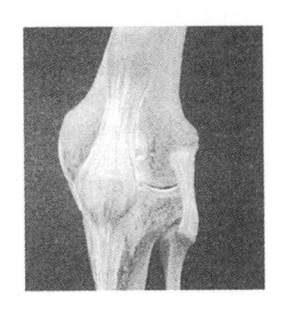

図7.4 生体組織工学的なアプローチでは細胞を保ち，補充し，再生を促すのに生体材料（足場）を用いる。組織の生成に細胞を用いることもある。最終的に成長因子（通常関節の発育に関わる）も組織再生を促すのに使用することがある。

（疾患過程を変えること）

　ドキシサイクリンやジアセレインなどの多くの薬剤には，関節構造を変える効能があることが証明されていますが，価格，副作用，比較的限定された有効性などのさまざまな理由から，関節症にはあまり使用されていないようです。硫酸グルコサミンや硫酸コンドロイチンにも，関節内の構造を変える可能性があり，こちらはすでに一般に使用されています。大手の製薬会社やバイオテクノロジー会社の多くでは，疾患過程の変化を目的とした製品を開発していて，その有効性については現在証明段階です。

　関節症が国民の健康に与える影響を下げたいというのなら，関節症の進行には機械的な要因が果たす役割が大きいという点にもっと注目すべきです。減量戦略を研究する詳しい調査，ブレースや生体組織工学などの機械的療法が大いに求められます。その内，合理的な治療法とは，こうした介入を組み合わせたものであることが明らかになるはずです。

〈まとめ〉

　関節症の管理にはたくさんの有効な戦略が使われています。ステップの1と2は，保存的，非侵襲的な治療法であり，関節症の軽症から中等度の痛みに対応しています。こうした保存的治療だけでは機能が改善しなかったり，痛みを忍容可能なレベルに抑えることができない時に限り，薬剤のレベルをステップ3，4へと引き上げます。手術はすべてのステップを試してみた後に考慮すべきです。

　ほとんどの慢性疾患と同じで，病気に関する知識が深まれば深まるほど，病気がうまく管理されていると感じるようになります。本書のPart.1では，関節症のメカニズムについて説明しましたので，治療法にはどんなものがあるのかとそれらがどのように役立つのかについて理解していただけたと思います。

👁 患者の視点

　V婦人は，67歳の既婚女性で，夫と40年連れ添って暮らしていました。二人の間には3人の子供とかわいい6人の孫がいました。若い頃は駅の事務員として働き，15年間というもの，家と職場を自転車で往復していましたが，転倒事故を起こしてからは通勤にバスを利用するようになりました。

　家族が多かったので，ご多分にもれず非常に忙しい生活を送ってきましたが，幸せで楽しい日々でした．余暇では熱心なテニス愛好家で，休日には家族とよく散歩を楽しみました．家庭では家事を一人で引き受けていました．家が散らかっているのが嫌いで，家事をなにより一番大事に考えていました．彼女の母親も大変きれい好きな人で，日に2回キッチンの床をみがくことで有名でした．

　V婦人は60歳の時に鉄道会社を辞め，健康な夫と退職を心待ちにしていました．V婦人の健康状態も良好でしたが，この2,3年，家事を全部すませた後，指に断続的な痛みとこわばりが現れることがありました．夫婦は休日にスイスへアルプスを見に行くこと，テニスクラブでプレーすること，孫の世話をすること，地域の美術クラブに入ること，思う存分ガーデニングを楽しむこと，もちろん長い森の道を犬と一緒に散歩することなど，お互いの過ごし方についていろいろと計画を立てていました．人生は楽しく，活動に満ちているはずでした．

　不幸にも退職して間もなくして，犬と森を散歩しているとき，彼女は膝に痛みを感じました．最初は「たいしたことはない，すぐに良くなるだろう」と楽観していましたが，犬の散歩をしないで2,3日経った後でも，痛みが残っていたようで，次の散歩で再発してしまいました．今回は痛みがなかなか治まらず，店まで歩いていく時や家の周りを歩く時にも痛みが続いたままでした．夜中は痛みが和らいでいましたが，朝，ベッドから起きが上がるとすぐに，ひどいこわばりが現れ，シャワーを浴びたり，朝食をとったりしている間に治まっていきました．

　痛みはもともと鈍痛で，すわると軽くなり，体重がかかると必ず悪化しました．太腿も痛みましたが，主に右膝周辺部に集中的な痛みを

感じました．V婦人は痛みによかれと膝をこすったり，家にいるときは膝に毛布を掛けて暖めました．娘はパラセタモール（鎮痛剤）を飲んでみるよう勧めてみましたが，彼女には飲む気がなく，とりわけ1日以上は続けて飲もうとはしませんでした．夫は医師に診てもらったほうがよいと思いましたが，V婦人は受診したがらず，みんなに「そのうち良くなるわ」と言っていました．

　良いことも悪いことも試してみましたが，結局痛みは良くなりませんでした．その後の2週間は痛みが悪化するのが怖くて，犬の散歩を止めてしまいました．妻が膝を休められるようにと，夫は家事を手伝うようになりました．V婦人は，だんだん何が起きているのか心配になり始め，今では家事の多くを夫が引き受けるようになって，どこへ行くにも彼女を車で連れ出すようになりました．職場の友人が恋しくなり，孤独感にさいなまれるようになり，夫を頼りにして，「これは思い描いていた退職後の生活とは違う」と思うようになりました．痛みは不快で，夫や娘は彼女の気分が変化してきたのに気がついていました．彼女は神経質になって，週末に孫と会うのがおっくうになっているようでした．最悪だったのは，友人の目からは膝は全く問題がないように見えてしまい，大袈裟に痛がっているだけと思われていたことです．

　痛みが発症してから2, 3週間後に，彼女は医師を受診しました．膝の診察に続いて，痛みが起きた経緯について聞かれ，医師は膝関節症をほのめかしました．医師は彼女の指関節症にも気が付いていました．まず痛みに抗炎症剤（NSAIDs）を試してみて，2週間後に再び診察したいと伝えました．

　痛みは若干改善されて，少しだけ歩きやすくなりましたが，完全にはなくなりませんでした．長期間抗炎症剤を使用していると，良くない副作用が起きることがあるため，医師はV婦人には続けて使おうとはせず，定期的にパラセタモールを試してみるように提案しました．医師は関節炎リウマチ協議会（ARC）から出されている文書を手渡し，彼女を理学療法士に紹介しました．

　その文書は大変興味をそそるものだったので，娘にそれを見せまし

た．もっと詳しい情報を得ようと，2人はインターネットを利用しました．関節症は嫌だけれど，最終的に車いすになることはないし，適度なら犬の散歩もできると理学療法士から説明を受け，とりあえず安心しました．

理学療法士は「適度な筋力をつけることが大切」と言って，家でできる筋力強化法についても教えてくれました．彼女にとって大事なことがこれからも確実に行えるように，日常の仕事をどう管理するかについても話し合われました．この2, 3年はバスや車に頼り，特にこの2, 3ヵ月は犬の散歩もできなくなって，体重が不用意に増えてしまっていました．娘と体重の落とし方や硫酸グルコサミンについても話し合いました．自分自身でも取り組めるいろいろな治療法のおかげで，気分も上向いてきました．

それから10年後，V婦人は痛みがうまく管理されていると感じています．自分のペース配分（ペーシング）を学んできたので，まだ家でコントロールができていると思います．テニスをするのはちょっとハードルが高いですが，クラブ幹事としてなんとか関係を保ち，ボウリング（もっとゆっくりしたスポーツ）も始めました．体重測定も欠かさず続け，今では夫も糖尿病になってしまったので，互いに健康的な食事を心がけています．孫たちはスニーカー（犬の散歩用）などの買い物におばあちゃんを連れ出すのが楽しみで，ハイヒールを履くのは結婚式の時だけにしています．数ヵ所の指に瘤ができていますが，痛みはもう治まっています．指輪の中には取り外しが難しいものもありますし，ケーキの飾り付けは'朝飯前'というわけにはいきませんが，今では孫たちが楽しみながら自分でやるようになりました．時々，左膝にも軽い痛みを感じることがありますが，もう慌てることはありません．彼女は関節症に人生を支配されないように，自分でもできることがたくさんあることを学んできたのですから．

2. 変形性関節症医療チーム
～医療チームを最大限に生かすこと～

> **KEY POINTS**
> - 包括的な医療プランには，バランスのとれた医療チームが不可欠である．
> - 管理法を学んで，利用可能な治療に関わり，教育を受ければ，痛みや機能は大きく改善されるだろう．
> - 自己管理戦略の効果を大幅に高めるには，誰かに症状の管理を手助けしてもらうとよい．

慢性疾患は，身体的，感情的，精神的，さらにはスピリチュアルにも，人生のあらゆる面に影響を及ぼします．したがって，関節症の影響を管理することには，単なる服薬や毎日のフィットネス以上の意味があっても不思議ではありません．関節症とうまく付き合っていくには，運動，適切な食事，体重管理，服薬から，リラクセーションや手術に至るまでのさまざまな方法を通して，痛みや機能をコントロールすることです．包括的な医療プランを立てるには，バランスのとれた医療チームの存在が欠かせません．関節症とそれが人生に与える影響を管理する上で，力になってくれるであろう医療専門家を以下にまとめてみました．管理方法を習得して，患者自身も治療に関わり，教育を受ければ，痛みや機能が大幅に改善されるでしょう．しかしこの考え方の核心は，疾患の管理に他人の力を積極的に借りなければならないということで，これは非常に重要です．関節症を管理するにあたって，協力してくれそうな専門家について詳しく記してみました．このようなリストが往々にしてそうであるように，すべてを網羅できているとは限りません．これ以外にも関節症管理のための専門知識を高

めてくれる医療専門家がいる可能性もあります。

〈一般医：GP・ホームドクター〉

- (主な役割) 一般医 (GP) やホームドクターは，血圧測定，コレステロール値，心拍数など，日常的な医療行為の多くを担っています。使用している薬剤のモニタリングをしたり，どの専門医が患者を担当しているかについても把握しています。
- (補足) 一般医は関節症に関する日常的な治療のほとんどを担っています。詳しい評価が必要な時は，適切な専門医に紹介することもできます。関節症を最適な状態で管理できるよう，ホームドクターとは十分に意思疎通が図れる関係を築いておくことが大切です。

〈リウマチ医〉

- (主な役割) リウマチ医は関節症を始め，関節，筋肉，骨などの疾患を診断したり，治療したりするための専門的な訓練や経験を積み，資格を与えられた医師です。関節症の治療以外にも，ある種の自己免疫疾患，筋骨格系疼痛疾患，骨粗鬆症の治療も行います。
- (補足) リウマチ医は関節症を継続的に治療したり，一般医やホームドクターまたはそれ以外の専門医と連携しながら主治医として働きます。リウマチ医が医療上果たす役割は，さまざまな要因や必要性によって異なります。治療計画の中で中心的役割を果たしながら，他の医師と協力して働くのが典型的なパターンです。看護師，理学療法士，作業療法士，心理学者，ソーシャルワーカーなど熟練した専門家と協力しながら，マネージャーとして働くこともあります。関節症の管理は慢性的で単独の管理テクニックだけでは症状を十分に管理できないケースが多いため，チームワークが重要となります。医療専門家は関節症患者を支援し，家族は生活の中で起こりうる変化に対応します。

〈整形外科医〉

- （主な役割）整形外科医は，骨，関節，腱，靭帯の障害や病気を評価したり，治療したりします。関節置換術や関節鏡検査などの特別な手術を専門とする医師もいます。患者に手術が必要かどうかを評価してもらうために，整形外科医を紹介するケースもあります。関節症に実施される手術にはどんな選択肢があるのか，あなたに手術が必要かどうかについては Part. 2 11章を参照してください。
- （補足）手術は関節症に対する第一線の治療法ではないことを十分に理解し，一般的には他の保存療法を試しても効き目がない時に限り検討されるべきものです。

〈理学療法士： PT〉

- 理学療法士の目的は，家庭でも職場においても患者が活動的で自立した生活に戻るのを助けることです。理学療法士はリウマチ医や一般医と患者の治療方法について話し合い，それを患者に伝えます。看護師や作業療法士などの医療専門家とも密接に働きますが，本質的に理学療法士は独立した医療専門家であり，専門的にも合法的にも自身の行為に対して責任を負います。

（最初の予約）

　初診時には（45分程度時間がかかることがある），あなたは関節症に関していろいろな質問を受けるでしょう。理学療法士は患者が抱えている問題の原因を探るために診察を行います。診察した後には，患者に最適な治療法を示し，おそらく次の予約から開始されるようになるはずです。

　治療法のタイプ，回数，だいたいの期間についても相談することになるでしょう。代わりに，自宅でできる自立プログラムが提供されることもあります。診察をしやすくし，適切な治療を行うために，下着になるように求められることもあります。場合によっては，次の予約からは着替え（ショートパンツやジャージ）を持参するように言われるでしょう。

【治療】
　治療は，クリニック，病棟，外来，ハイドロセラピー（水治療法）用プール，デイケア病院，学校，家や職場などで行われます．患者のニーズ（必要性）に応じて，以下のような治療法が使用されています．

①授動，ストレッチング，強化運動
　関節症患者には，関節が普通よりこわばっている人が大勢います．あまり使わないため衰えてしまっている筋肉もあります．関節の動きを改善する運動を勧められる人もいますし，筋肉を強化する運動を勧められる人もいます．膝関節症の場合は，大腿四頭筋やハムストリング（太腿後面の筋肉）に焦点を絞った運動が多くなるでしょう．

②ハイドロセラピー
　関節症患者には水中（ハイドロセラピー）の方が体を動かしやすいという人がいます．患者は水中で運動プログラムを行うことができ，動きを全般的に改善させることもできます．多くの人は，温かく，ふわっと軽くなった感じから，体が楽に動かせるようになり，関節や筋肉をリラックスさせられるようになります．ハイドロセラピーは，下肢関節に関節症がある人（特に膝と股関節）にとっては特に有効です．

③電気療法
　治癒過程を短縮し，痛みを和らげるためにさまざまな機械が使用されています．罹患関節を適温で温めるものもあります．

④寒冷療法
　痛む関節にアイスパックをあてると痛みが大幅に緩和されることがあります．アイスパックは循環をよくし，治癒のスピードを上げて，局所的な炎症を抑え，痛みを軽減します．

⑤リラクセーション（緩和法）
　ストレスや筋肉が緊張して，関節症が悪化したように感じられることが

あるので，緊張のほぐし方を学ぶことが大きな助けとなります。しかしただ単に足を上げることよりもっと有効な緩和法があります。効果的な緩和法を学べば，全体的な健康感だけではなく，精神的，身体的な緊張も和らげられます。

⑥歩行訓練
　関節症のため歩行がぎこちなくなってしまい，特別に靴の中敷き，装具（ブレース），歩行器（杖など）が今現在必要な場合は，特に重要です。理学療法士は最適な靴についてアドバイスできますし，なんらかの調整（中敷きなど）が必要かどうかも提案することができます。

⑦グループセッション（集団による治療）
　同じような問題を抱えた人たちと運動セッションに参加するように言われることもあります。自宅で行う運動を教えてもらえるだけでなく，似たような病気の人たちと会ったり，話をしたりする機会にもなります。

　理学療法士の目的はどんな治療法であっても，当面の問題を改善して，長期間病気と付き合うための技能，テクニック，知識を提供することです。その中には自宅で続ける運動が含まれていることが多く，その場合は，運動を継続して行うよう最善を尽くしましょう。筋力が強化されれば，痛みや機能も改善されていきます。運動を続ける回数と運動の強度が症状の改善につながっていることを理解するのが大切です。
　なにより「自分の体のことだ」ということを忘れないようにしてください。理学療法士は治療に関するどんなことについても，喜んで説明してくれる人がほとんどですから，どんな場合でも検査や治療の過程で質問することをためらわないようにしましょう。

〈作業療法士： OT〉

・作業療法士の拠点：作業療法士は通常病院を拠点として働いています。病院の作業療法士とはリウマチ医のような別の医師から紹介され

た後で，面会することになるでしょう．作業療法士が家庭を訪問することもありますが，作業療法科病棟か外来の診察室で顔を合わせるのが一般的です．

・予約の前に必要な準備：面会の際に，作業療法士は患者がどんな問題を抱えているかについて質問するでしょうから，事前に問題点を書き出しておきましょう．洗濯，身支度，車の運転，家の周りを散歩すること，椅子から立ち上がることなどについて考えてみましょう．仕事をする上で困っていることについても是非相談しましょう．聞きたい質問事項は時前にメモしておきましょう．作業療法士は，どの関節が悪いのか，どこに痛みがあるのかなどの病状を評価します．あなたにとってどのような活動が重要で，現在どんな問題を抱えているかがはっきりすれば，作業療法士はそれに対する解決策を見つけようとするはずです．必要とあれば，関節症の関節を守る最善の方法についてもアドバイスしてくれるでしょう．

（主な役割）

①日常的な問題の克服法について実用的なアドバイスをする

特別な器具を使用するかどうかも含めて，行動の仕方について考え直してみる必要があるかもしれません．作業療法士は患者に応じてどんな器具を選べばよいかをアドバイスしてくれます．座った状態から楽に立てる補高便座などは簡単に購入できますが，電動車椅子とか，バスリフト（浴槽の出入りを介助する装置）などはより専門的な器具となります．

②症状，関節症の影響，自助方法について話し合う

関節症の人は，罹患関節をどう扱うかという，いわゆる関節保護（罹患関節の負担を減らすこと）について知っておく必要があります．疲れやすいなら，エネルギーを無駄にしない方法を学ぶことができます．それ以外にも生活する上で困難に感じること（階段を上ること，車の乗り降り，靴や靴下を履くこと，ガーデニングや職場で困ること）や，日常的な機能制限にどう対処すればよいかについての質問もある

③筋力や動きの改善に役立つ運動を教える

　外来で治療を受けることや理学療法によるリハビリテーションがそれに当たります。運動の目的は関節の機能を高めることです。自宅でできる運動について指導されることもあります。

④痛みに対処するためのテクニックを教える

　たとえばそれは，豆を入れた袋を凍らせて，痛む関節の上に置くとか，こわばった関節の周りを蒸しタオルで湿布するなど，自宅でもできる実に簡単なアイディアかもしれません。リラクセーション法についても教えてくれるでしょう。

〈薬剤師〉

- （主な役割）薬剤師は調剤を行います。薬剤の潜在的な相互作用を回避したり，副作用を防ぐための戦略を考えたり，より適した薬剤を使用できるよう配慮します。薬の効果を評価したり，薬に対する疑問に答えてくれます。薬剤師は市販の薬剤，ハーブ系サプリメントや栄養補助食品に関する情報も教えることができます。
- （補足）複数の医師に診てもらっている場合でも，薬剤師は1人にしたほうがよいと言われています。そうすることで薬剤の経過をモニターすることができるし，潜在する問題についてもアドバイスできるからです。複数の薬剤師から違う種類の薬を受け取っていると，副作用や相互作用が起きるリスクが高くなります。

〈看護師〉

- （主な役割）看護師は血圧を測ったり，採血を行ったり，日常的なケアを行う以外にも，患者を教育したり，擁護したりします。薬の副作用，運動，食事について説明したり，個々の問題に適した文書を渡す

こともあります。看護師は医師と患者の間を取り持ち，理解が難しい診断や治療勧告を患者にわかりやすく伝えてくれます。
- （補足）ナースプラクティショナーがチームの一員となっているケースもあります。ナースプラクティショナーとは上級資格を持った看護師で，臨床試験を解釈したり，薬剤を処方する資格を持っています。

〈メンタルヘルスの専門家・心理学者〉

- （主な役割）心理学者などのメンタルヘルスの専門家は，うつ病，不安，怒り，人間関係の問題など，慢性疾患から生じてくる感情的な影響を処理する手助けをします。抗うつ薬からグループサポートに至るまでの何らかの治療を処方することもあります。典型的には1対1のカウンセリングで問題に当たり，リラクセーション，瞑想，催眠術やバイオフィードバックなどを通して痛みやストレスを管理します。
- （補足）関節症は慢性的な痛みを引き起こし，その痛みのためうつ病になったり，うつ病で痛みが悪化したりすることがよくあります。うつ病の可能性を軽視してはなりません。落ち込みを感じたら，迷わず助けを求めましょう。必要な時は，抗うつ薬やその他の薬を処方してもらえるように，患者を精神科医に紹介してくれるメンタルヘルスの専門家がほとんどです。

〈運動療法士〉

- （主な役割）運動療法士とは運動を監督したり，フィットネスや運動が患者に適しているかどうかを評価する運動処方の専門家のことです。理学療法士が指示した運動を補うケースが多く，運動プログラムを長期的に続けられるように，助けたり，励ましたりしてくれます。
- （補足）運動を始めるにあたって，くれぐれもけがをしないように気を付けましょう。運動はいつでも慎重に，コントロールされた方法で行わなければなりません。運動中やその後で罹患関節の周りに軽い違和感が残ることが予測されますが，多くは想定内のものです。

〈栄養士〉

- （主な役割）栄養士は適切な栄養の摂り方や体重の管理法についてもアドバイスできます。関節症患者は，ビタミンDやオメガ-3脂肪酸も十分に摂取する必要があります。さらに太り過ぎていると，関節症の症状を悪化させてしまう可能性があるので，関節症を管理し，痛みや機能を改善するには，とにかく減量すること（できればカロリー制限と運動を組み合わせることで）です。
- （補足）栄養士といっしょに，現実的な目標を設定しましょう。それを目指して頑張ることが大切です。長年の習慣を変えるのは簡単ではありませんが，健康に良くない間食に代わるものが見つかれば，大きな違いが生れるでしょう。

〈足病医〉

- （主な役割）足やくるぶしの疾患を治療する足病医は，手術をしたり，薬を処方する免許を持っています。炎症をコントロールして，関節の機能を保ち，病気や異常（腱膜瘤，挫踵，角質など）を治すことに照準を当てています。
- （補足）足の形や異常が原因で起きる問題を防ぐことに焦点を当てている足病医がほとんどです。関節症だと足の配列や恰好から膝や股関節に負荷をかけてしまうことがあります。足病医は靴についてもアドバイスができ，必要に応じて，装具（靴の中敷き）を処方してくれます。

〈リハビリテーション医〉

- （主な役割）物理療法（PM）とリハビリテーション（R）またはリハビリテーション医学は，身体障害がある人の機能回復を扱う医療分野です。物理療法とリハビリテーションには，患者の機能や動作を変える疾病の管理が関係しています。薬剤，物理療法（運動など），実験

的なトレーニング方法などを組み合わせて，機能の最適化を図ることに重点を置いています．

〈接骨師〉

・（主な役割）接骨師と呼ばれるオステオパシーの治療者は，全人的な（ホリスティックな）医療を施します．つまりオステオパシーの哲学では，診断，疾病の予防と治療，病気と外傷において，手技療法と物理療法を用いながら，全人的に対処することが求められます．
・（補足）接骨師が実践する物理療法や手技療法は，米国では接骨手技医療（OMM）と言われています．米国以外では，接骨師による手技療法は，カイロプラクティックと同様，単に接骨療法と呼ばれていますが，2つの職業を区別することは依然として重要です．

OMMの目的は体の自己調整機構を再構築するために，身体障害（破壊され，変化した筋骨格系の機能）を解決することです．OMMでは筋骨格系に対してさまざまな技術が用いられます．一般的には，患者が疾病やけがから回復するのに役立つカウンセリングや，痛みや病気を最小限に抑えることと共に，食事，姿勢，仕事のアドバイスなどです．手技療法は理学療法を補うものであり，必要な部位には侵襲性治療（薬剤学と手術）を用いることが賢明と考えている接骨師がほとんどです．

〈聖職者（牧師）〉

・（主な役割）宗教者はスピリチュアルな欲求に答えてくれます．患者と共に祈り，患者のために祈り，適切な宗教書を指南したり，カウンセリングや他のサービスへの紹介など霊的なガイダンスを提供してくれます．
・（補足）宗教家はカウンセリングの訓練を積んでいる人が多く，メンタルヘルスケアの専門家に代わり頻繁に相談を受けています．

〈カイロプラクター〉

- (主な役割) カイロプラクターは整体術を使って関節の痛みを和らげ，可動域を広げるよう努めます。
- (補足) カイロプラクターは自然療法に焦点を当てていて，手術や薬剤の処方は行いませんが，医師の治療を必要とする症状を診断するための訓練を積んでいますので，患者を適切な医療従事者に紹介できます。

〈鍼師〉

- (主な役割) 鍼師は体のつぼに細い鍼を打つことで痛みを和らげます。鍼治療を行うとエンドルフィンや鎮痛ホルモンが放出され，関節症の疼痛管理において他の治療法を補助する役目を果たすことが調査で証明されています。
- (補足) 'プロの鍼師兼医師'というケースもなきにしもあらずですが，ほとんどの場合はそうではありません。中華思想に根ざした2000年来の体系に基づいて，体のつぼに鋭い鍼を打ちますが，ほとんど痛みはありません。鍼治療では破壊された組織から脳に送られる痛みの感覚をそらして変化させたり，体に備わっている鎮痛作用（いわゆるエンドルフィンやエンケファリン）を刺激することで痛みが緩和されるようです。最初この鎮痛効果は短い間しか続きませんが，治療を繰り返し行っている（通常6〜8週間）内に長期的な効果が生まれ，6〜9ヵ月以上持続するようになります。痛みが戻ってきても，さらに鍼を打てば2〜3ヵ月効果があります。何度治療しても改善の兆しが見られない時は，治療を中止しましょう。

痛みの緩和法（理学療法や鎮痛剤など）はどれも'痛みのサイクル'を断ち切ってしまえば，長期的な効果につながることがあります。鍼治療はどんなステージに対しても大抵有効ですが，ある程度は関節症の段階によります。従来の治療法と同じで，関節症を治癒させたり，

経過を元に戻すことはできません。鍼治療は痛みに対して薬剤を忍容できない人に有効ですし，痛みの長期的な管理に使用される可能性があります。

〈ソーシャルワーカー〉

- (主な役割) ソーシャルワーカーとは，仕事の配置換え，転職，親の介護など，人生の転機や病後に生じてくる現実的な問題を当事者と共に解決する仕事です。たとえば自宅から生活支援センターに移動するような場合，ソーシャルワーカーが適切なコミュニティーセンターを紹介してくれます。配偶者や親の介護を考えている時は，在宅ケアサービスを紹介することもできます。
- (補足) ソーシャルワーカーは慢性疾患の人にカウンセリングサービスも行っています。

3. 運動

→ KEY POINTS

- 調査によると，定期的な運動プログラムに参加することは，気分の改善とより快適な動きにとって大変良い方法である。
- 運動から得られる効果は，投入した努力に匹敵する。
- 自分自身とライフスタイルにあった広範囲の活動に参加することが最適である。

　関節症患者は中等度な運動を定期的に行っていると，軟骨や他の組織が刺激され，関節の周りに強い筋肉が作られるなどの大きな恩恵がもたらされ，こわばり，痛み，腫れが抑えられるようになります。定期的な身体活動は，患者の健康感にも長期的な効果をもたらします。運動は全身の健康やフィットネスを促進し，体に活力を与え，快適な眠りや体重のコントロールに役立つだけでなく，気分の落ち込みを軽くし，自己評価を高めてくれます。

　さまざまな内容が組み合わされた運動を定期的に行っていると，気分や健康感が改善されると報告されています。定期的に運動をしている人は，運動不足の成人に比べて不安の基準値が低くなっています。運動は強力なストレス解消法にもなるようです。米国国立保健衛生研究所（NIH）が主催した少なくとも1つの大規模な臨床試験の中で，運動とグループカウンセリングが軽いうつ病の主要な治療法として検査されています。関節症患者にはうつ病の心配があるため，治療の心理面を補うものとして身体活動が重要になってきます。最後に運動は，骨粗鬆症，糖尿病，心臓病などの健康問題を防ぐ役目を果たす可能性も持っています。

〈運動プログラム：一般的なガイドライン〉

関節症患者にはどんな運動が一番いいのでしょうか？

患者にとってどんな運動プログラムが最適かは，罹患関節の部位，疾患の重症度によって違ってきます。最適なプログラムを作成してくれる専門家から，自分のニーズに応じた詳しいアドバイスを受ける必要があります。内容は関節症の部位や重症度によって幅広く選択できるものがよいでしょう。どのような活動だったら定期的に参加する気になれるのか，その動機付けについても考えてみる必要があります。関節症患者には幅広い活動が適切とされていますが，中でも最適と思われるものは以下のものです。

・可動域（ROM）運動（サイクリング，ダンスなど）：可動域運動は，正常な関節の動きを保ち，こわばりを和らげ，柔軟性を維持したり，高めたりします。関節症患者の多くは，膝や股関節など，特に下肢関節の可動域が狭くなります。膝，股関節の関節症に伴って可動域が減退してくると，痛み，機能喪失，身体的な制限が生じて，けがをしたり，転倒しやすくなります。さらに軟骨に適度な栄養を与え，軟骨を改造したり，修復するには，定期的に伸ばしたり縮めたりすることが必要です。日々の運動計画に可動域運動を取り入れて，単にストレッチを毎日繰り返すのではなく，専門家に運動を指定してもらうのが理想的です。関節症で緩んでしまった関節はちょっとしたことですぐに伸ばし過ぎてしまい，けがをしやすいからです。

・水中エアロビクス：治療用プールで行われる水中エアロビック訓練プログラムは，最適な運動の一つです。エアロビック運動は，長年プール療法，水治療法として，初期の文献では温泉療法としても知られていました（Bartels 2006）。この治療法は水に入って運動する必要があります。関節症患者用に設計されたプールは，娯楽用のプールに比べて水温がかなり高く設定されており，プールに入りやすいように特別にアクセスランプが装備されているものもあります。温水には痛みの

感覚をやわらげ，こわばりをほぐし，筋肉をリラックスさせる効果があると考えられています。したがって関節症患者がトレーニングを始めるにあたり，温水療法の方が同じ運動を陸上で行うよりは条件が整っています。この種の運動には関節の可動域や体形を維持する役目があります。膝や股関節などの体重を支える関節に痛みがある人は，陸上で運動をすると痛みを強く感じてしまいがちですが，水中で運動すれば，浮力で体重の一部が支えられるので，痛みを感じずに運動能力を大幅に高めることができます。

・強化運動（ウェイトトレーニングなど）：この運動は罹患関節をしっかりと支えたり，守ったりするための筋力を保ち，強化するのに役立ちます。最善の強化プログラムは，個人の好み，関節症のタイプ，炎症の重症度を考慮に入れたものです。筋力トレーニングには，小さなフリーウェイト（ダンベルなど），運動マシーン，アイソメトリックス，ゴムバンド，抵抗水中運動などを用いることもあります。不適切な強化運動を行えば，筋肉断裂，関節疼痛の悪化につながりかねませんので，正確なポジショニング（位置決め）が極めて重要になります。強化運動の効果を最大限に発揮するには，可動域運動，ストレッチング，機能バランス，有酸素運動などを含む，より完全なプログラムと組み合わせる必要があります。

・有酸素／持久力運動（サイクリング，ウォーキングなど）：この運動は心血管の健康状態を改善し，体重をコントロールして，全身の健康と健康感を高めます。体重が重すぎると多くの関節に余計な負担がかかるため，関節症患者には体重のコントロールが大切になります。この種の運動は罹患関節に負担がかかると良くない影響がでることがあるので，負荷が高いもの（道路での激しいランニングなど）でないことが重要です。多くのヘルスクラブ，スイミングプール，コミュニティーセンターが，身体的な制限がある人に，ウォーキング，ランニング，サイクリング，水上競技，エアロビクスダンスなどの内容を含んだ運動プログラムを提供しています。

エアロビクスプログラムに参加した人は，以下のような改善が見られたと報告しています．

- 有酸素能力が高まった
- 身体活動が増えた
- 筋力と柔軟性が高まった
- 機能状態が高まった
- うつ症状や不安が減った
- 疲労感が減った
- 痛みが減った

これらの効果は，痛みや症状を悪化させずに達成されたこともわかっています．非常に興味深いことですが，これらの所見は'同じ動作を繰り返していると，さらにけがをしやすくなる'という初期の思いこみとは相反する結果となっています．

・娯楽的／ライフスタイル活動：ガーデニングやウォーキングなどの中強度の娯楽的／ライフスタイル活動は，重要な運動形式で，1度にすべての内容を行う必要もありません．調査によると，たとえば10分間を3回歩くのと，30分間続けて歩く効果に違いは見られないといいます．現在の健康ガイドラインでは，すべての年齢の人に，ほとんど毎日，中強度のライフスタイル活動を，日中できれば30分間行うように勧めています．

中強度のライフスタイル活動の例には，たとえばウォーキング，枯れ葉を集める，ガーデニング，なるべく階段を使うことなども含まれます．

関節症患者には，従来の激しい運動よりもライフスタイル活動の方が，さまざまな理由から適しています．第1に，短時間の運動（長時間の運動とは対照的に）でも，痛みを和らげ，けがを防ぐ可能性があり，第2に，身体活動と休息を交互に取りながら，断続的に活動できるので，活動に柔軟性を持たせられます．第3に，長らく運動不足だった人に，運動プログラムを始めてみようという気にさせたり，自分でもできるというやる気を起こさせてくれます．

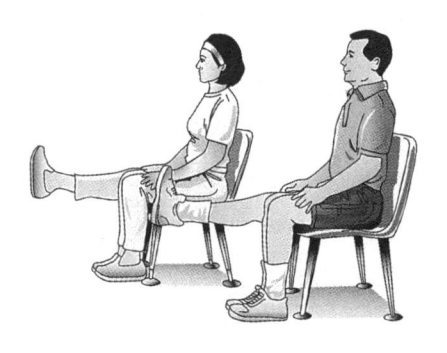

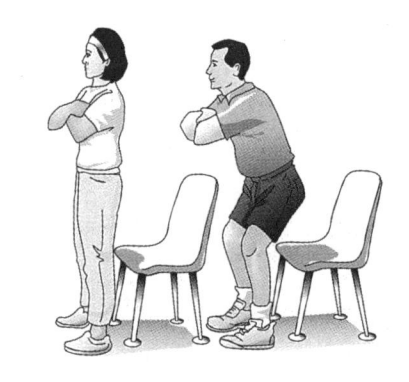

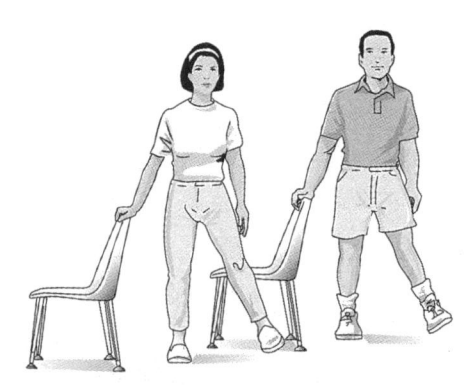

図9.1 膝関節症の患者には膝の伸展，適切なスクワット，サイドリフトなどの運動を用いる。

〈運動プログラムの始め方〉

　運動プログラムを開始するのは簡単ではないかもしれません．大切なのは，①ゆっくり始めること，②楽しむこと．この2点は是非忘れないようにしましょう．

　どんな運動を選べばよいかについては医師や医療関係者に相談しましょう．多くの人は，簡単な可動域運動，水中運動，低負荷運動から始めます．関節症患者はすべての運動とはいきませんが，さまざまなスポーツや運動プログラムに参加することができます．避けたほうがよいスポーツ（もしある時は）については医師が知っているはずです．医師は罹患部位に応じてどんなプログラムがよいかとか，どのように始めるかを教えてくれたり，理学療法士や運動療法士に患者を紹介してくれることもあります．療法士は家庭でできる患者に合った運動プログラムを作成したり，痛みの緩和法や正しい身体の動かし方（重たい箱を持ち上げる際などの，楽に作業するための体の向きや方法），関節保護，力の節約法についても指導してくれます．

　以下は段階的なガイドラインです．

- 痛む関節を温める（自由選択）—関節症患者の多くは，このように運動プログラムを始める．
- 可動域運動で関節を伸ばして（ストレッチして），ウォームアップする．
- 軽い重量から（1～2kgの重さで大きな違いが生れる）ゆっくりと強化運動を始める．
- ゆっくりと進める．
- 運動後はコールドパックで冷やす（自由選択）．—関節症患者の多くは，運動プログラムをこのように終わらせる．
- 有酸素運動を加える．
- 適当な娯楽運動を考える（可動域，ストレッチング，有酸素運動の後で）．事前に可動域，ストレッチング，有酸素運動をしておけば，

娯楽的運動の間に関節症の関節にけがが起きにくくなる。

重要な注意：関節が痛みだしたら，軽い運動に切り替えましょう。

〈関節症患者のための重要な運動ガイドライン〉

厳守すべき3つの重要事項：

①ゆっくりと始め，段階的に進める

　安全な運動プログラムにとって大切なことは，運動の強度，動きの複雑さ，持続時間を段階的に上げていくことです。関節症患者は痛み，こわばり，生体力学的異常（足取りや配列）のため長い間運動不足の期間が続いており，フィットネスレベルが低くなっている傾向があります。2, 3分の活動から始めて，休憩と活動を交互に取ることを当面の目標としましょう。

②罹患関節を急激に，繰り返し動かすことは避ける

　関節保護に特に重点を置き，急激な運動を繰り返し行う活動や衝撃度の高い（急な）活動は避けるようにします。速く歩くと関節のストレスが高まるので，適度な速さで歩くようにしましょう。不安定な関節には特別に注意を払いましょう。適切な靴を選んだり，矯正具（中敷き）を使用するなどして，衝撃の吸収をコントロールすることが必要になることもあります。

③自分に適した運動をする

　罹患関節は，不安定で，痛み，こわばり，腫れ，骨の変形，線維症のために可動域が制限されている場合もあります。こうした関節は，けがをするリスクが高く，関節保護に十分配慮する必要があります。関節保護とは，関節症がある関節に過度のストレスをかけないということです。ランニングなど強い衝撃が加わる運動は関節症を悪化させてしまうことがあるので，水中エアロビクスやサイクリングなどの低負荷運動に挑戦してみましょう。

〈運動期間中の疼痛緩和法〉

　関節症患者は痛みが一時的に和らぐと，運動しやすくなります。医師や理学療法士が最適な方法を教えてくれます。以下は多くの人に有効な方法です。

- 1日3回15～20分，家で温湿布（温めたタオル），ホットパック，風呂またはシャワーで，加湿保温すると症状が和らぐ。
- 1回10～15分，氷嚢やタオルで巻いた冷凍野菜などで，冷やすと痛みや腫れが治まる。
- 水治療法（ウォーターセラピー）は，痛みやこわばりを和らげる。水中では痛む関節にかかる重量が軽くなるので，大きなプールで運動すると負担が少なくなる。
- 授動療法には，牽引（優しく，しっかりと引っ張る），マッサージ，マニピュレーション（手を使って，こわばった関節に正常な動きを取り戻す整体テクニック）などがある。
- リラクセーション（緩和法）にも痛みを和らげる効果がある。痛みの緩和法として，患者は筋肉の緊張をほぐす方法を習得できる。
- 鍼治療は医学的な資格を持った鍼師が，ツボに鍼を打って痛みを和らげる，伝統的な漢方療法である。鍼は深部感覚神経を刺激することで，天然の鎮痛剤（エンドルフィン）を脳に解き放つと考えられている。

〈関節症患者に適した運動量〉

- 可動域運動は毎日実施するか，少なくとも1日おきに行う。
- ストレッチング運動は，関節に強い痛みや腫れがない限り，1日おきに行う。
- 持久力運動は，特別な痛みや腫れがない限り，週に3回20～30分実施する。

〈運動し過ぎの目安〉

運動した後でも1時間以上痛みが消えない場合，ほとんどの専門家はやり過ぎと判断します。患者は，以下のことに気がついたら，理学療法士や医師に相談して運動プログラムを調整したほうがよいでしょう。

- 普通ではない，しつこい疲労感
- 衰弱が増す
- 可動域の減退
- 持続する痛み（運動後痛みが2時間以上持続する）

〈運動をしないでいるとどうなるの？〉

関節が痛むと運動する気になれないかもしれませんが，運動を怠けていると関節はさらにこわばり，痛みが増してきます。運動には，筋肉，骨，関節を健康に保つ効果があるのです。

関節症患者は，筋力をできるだけ強くしておくことが大切です。関節症で関節が弱まり，破壊されているとしても，周りの筋肉や組織が強ければ，関節を支え，守ることができます。運動をしないでいると，筋肉は小さくなり，弱くなってしまいます。

最初の内は痛む関節を曲げている方が楽なので，そうする関節症患者が多いのですが，長い間同じ状態（動かさずに）にしていると，関節をまっすぐに伸ばせなくなってしまうこともあります。運動をしていると関節の柔軟性が保たれるので，日常の仕事をできる限り人に頼らずに続けていくことにつながります。

運動は気分転換にもなります。痛みがあると，憂うつになってしまうことがよくあります。落ち込んでいる時は，動いたり，運動したりする気になれないかもしれませんが，運動しないと，なおさら痛みや憂うつ感が強くなってしまいます。運動プログラムに定期的に参加することは，気分を変えたり，快適な動きを保つのに非常によい方法であることが調査で証明されています。

ヨガと太極拳は，関節症患者に有効であることが証明されている2つの特別な運動です．可動域運動と強化運動が含まれ，場所を問わず，時間の長さも自由自在になるライフスタイル活動になります．

〈ヨガ〉

　ヨガは古代インドを起源とする理論と実践の体系です．文字通り，ヨガという言葉は，'制御すること''統合すること'を意味するサンスクリット語に由来しています．目的は，心，体，精神を統合して，大いなる自我に目覚め，自己と周りの環境を結び付けることです．

　西洋ではここ20～30年間にヨガに対する関心が高まり，健康によいとしてヨガのポーズだけを練習するケースが増加しています．ヨガの身体訓練は，通常ハタヨガ（hatha yoga）と呼ばれ，ヨガのもう1つの面である瞑想の練習に関するものと重複していたり，含んでいることもあります．ヨガは単純に柔軟性を高めるものと誤解されていますが，ハタヨガの練習には，全身の姿勢，筋力，持久力，バランスも強化する働きもあります．

　今日ヨガに参加する人は，若者と高齢者，体が柔らかい人と堅い人，スタイルの良い人とあまり良くない人など，毎日の心身の健康を求める人たちです．大手の医学雑誌にはヨガに関する科学的試験が数多く発表されています．これらの研究によれば，ヨガは安全で，身体活動を高める有効な手段であり，その高い瞑想性から心理学的効果も得られることが証明されています．他の運動と同じで，ヨガは筋力を強化し，柔軟性を改善し，呼吸器の耐久性を高め，バランスを促進します．さらにエネルギーを高めること，体の鈍痛，鋭い痛みを抑えることにも関係があります．最後にヨガはプラス感情（活力とやる気）と精神力を高め，マイナス感情（興奮性，不安，攻撃性を減らす）と身体的苦痛を抑えます．まとめると，ヨガは身体的にも，心理的にも，広範囲にわたって役立つ可能性を持っていて，関節症の患者には，特に有効となる可能性を秘めています．ヨガのポーズは，関節とその周りの筋肉を強化するのに役立ち，関節症の予防と対処にとっても非常に重要です．さらに関節の可動域も広がるので，こわばりのリスクを減退させます．

ヨガの核心は，競ったり，ゴールを目指したりすることではなく，身体とその限界を変え，決められた日に必要なことを行うことです。指導者（ヨガ教室に入っていることを前提にして）は，これを十分意識した上でヨガの練習をすることの大切さを教えるのが理想的です。ヨガのポーズには，高度な柔軟性，筋力，バランスを必要とするものもありますが，それらは熟練者が挑戦すべきものであって，初心者や身体的制限がある人が行うものではありません。

　繰り返しになりますが，よい指導者なら，生徒が快適に練習できるように，修正を加えた，代用となるメニューを用意してくれるはずです。

　'痛んだら休む'，これが関節症患者にとっての鉄則です。'苦労（痛み）なくして，何も得られない'という昔ながらのことわざは，ヨガにはあてはまりません。身体に制限がある場合は特にそうです。背中に痛みがある人は無理な後屈をしてはなりません。股関節症の患者は，開脚や股関節の極端な外転には十分気を付けましょう。無理なポーズをとれば痛みが出るのはあたり前ですが，翌日までその影響に気付かないこともあります。特に最初の内は，練習のメニューを軽くしておくことが大切です。2,3日経っても痛みが出ないのなら，徐々に高度なポーズを試していきましょう。他の疾患と同じ様に，身体に十分配慮しながら，プログラムを開始する前には医師と相談することが大切です。ヨガの練習が原因で痛みや問題が生じた時は，必ず医師やインストラクターに相談しましょう。

〈太極拳：タイチー〉

　太極拳（タイチー）とは，体，心，精神を鍛えるために考案された中国古来の拳法です。太極拳の動きを通して，筋肉を無理なく動かし，集中力を高め，東洋思想によるところの'気'という健康維持に必要な生命エネルギーの流れを改善して，心を鎮めます（気は'キ'と発音し，'chi'と書くことが多い）。漢方医学では，気の流れが遮断されたり，バランスが崩れると病気になると考えられています。

　漢方医学では，気の流れのバランスを整えるという信条に基づき，鍼，漢方薬，太極拳を盛り込みながら，疾病を治療したり，健康を維持しま

す。

　13世紀に道教の僧，張三豊（Chang San Feng）は，蛇と格闘している鶴を観察しながら，その動き方を陰と陽にたとえました．太極拳の一部は，そのような動物の動作をまねたものと言われています．およそ600年間太極拳が実践されてきた中国では，太極拳は爽快感を味わうための単なる武術ではなく，関節症を含むほぼすべての疾患に役立つ治療法，予防法，救済法として捉えられています．太極拳は負荷が少なく，筋力とバランスを高める傾向があるというエビデンスがあり，痛み全般を和らげるので，多くの関節症患者にとって有効な選択肢となります．

　太極拳は，鍼治療，漢方薬などの中国伝来のものと並んで，西洋でも人気があります．威圧的な運動ではないという点が，すべての年齢層の心を捉えているようです．特に高齢者には，「ゆったりとした動きを，みんなで一緒に行うので，学びやすく，気軽にできる」と好評です．

　太極拳では体重移動に基づき，軽く，抑制された一連の動きを通して，リズミカルに流れる一つの長く優雅な動作が作り出されます．その一連の動作には「雲手（雲のように手を動かす）」とか，「抱头推山（山を押す）」といった詩的な名前が付けられており，その動き方は観るものにとって極めて優美なものです．太極拳は呼吸法と内的な静寂に重点を置き，不安とストレスを和らげながら，関節の可動域を無理なく広げます．

　太極拳教室は手頃な値段で，いつどこでも実施することができ，特別な道具や服装を必要としません．太極拳教室は20人足らずの，さまざまな年齢層から構成された小さなものが多く，20代から80代まで，あらゆる年齢層の生徒が見られるのが一般的です．

　太極拳には5つの異なる様式（スタイル）があって，それぞれの様式の中にさまざまなバリエーションがあります．最も穏やかで，関節症患者に最も適したものは，楊式，孫式，呉式，武式太極拳です．陳式太極拳は初心者向きではありません．あまりにスピーディーで動きが激し過ぎるので，ほとんどの関節症患者にはお勧めできません．

　太極拳教室の中には，1つの様式のさまざまなバリエーションを教えてくれる教室もあれば，いろいろな様式を組み合わせて教えてくれる教室もあります．いずれにせよ手軽にできて難しい動きや激しい動きがなく，関

節や筋肉に負担のかからないものがよいでしょう。

太極拳教室の授業時間は1時間程度で，週に1，2回という所が多く，穏やかなウォームアップや呼吸法，または心を鎮めるための瞑想から始まります。

先生は個々のポーズを生徒に示した上で，1つ1つの動きを徐々にもっと長い動作（套路）に結び付けながら，クラス全体を指導していきます。套路はゆったりとしたものから，スピード感やエネルギーを要するものもありますが，その動作は常に柔らかく優雅で，呼吸法や姿勢に十分配慮したものです。太極拳の動きは武術から派生したものですが，ジャンプしたり，体を躍動させることはありません。

授業はクーリングダウン（体のほてりを取る）体操と，時々短い瞑想で終わります。終了時には，リラックスした気分になっていることでしょう。授業が終わった後でも，2，3時間痛みが続く時は，動作を自分の制限に合ったものにするにはどうすればよいかを先生に相談してみましょう。

太極拳には痛みとこわばりを抑え，関節症患者の身体機能とバランスを改善する効果があることが証明されています（Song et al 2003）。この研究の中では，関節症患者のために特別に作成された「孫式太極拳」が報告されています。これには通常の太極拳のスタイルより高い構えで行うことができる，ゆったりとした，連続的な，優しい動きが含まれています。

太極拳に伴って，筋肉痛，捻挫，しびれるような感覚が起きるとは滅多に報告されていません。重症な医学的疾患の可能性がある症状に対し，有用性が証明されている治療法の代用として，太極拳を使用しないようにしてください。太極拳に関連して，めまい，息切れ，胸痛，頭痛，強い痛みが現れた場合は，信頼できる医療機関に相談しましょう。

参 考 資 料

Bartels, E. M. (2006) Aquatic exercise for the treatment of knee and hip osteoarthritis. *Cochrane Database of Systematic Reviews* 4.

Brosseau, L. (2006) Intensity of exercise for the treatment of osteoarthritis. *Cochrane Database of Systematic Reviews* 4.

Song, R., Lee, E. O., Lam, P., Bae, S. C., Song, R., Lee, E. O. *et al.* (2003) Effects of t'ai chi exercise on pain, balance, muscle strength, and perceived difficulties in physical functioning in older women with osteoarthritis: a randomized clinical trial. *Journal of Rheumatology* 30(9): 2039–44.

4. 食事

> **KEY POINTS**
>
> 関節症患者の食事療法に関する最も重要なガイドラインは，
>
> - 必須脂肪酸が入っている食物を含んだ，
> - バランスのよい食事をとり，
> - 体重を健康的なレベルに保つことである。

　研究者は長年に渡り，食事と関節症の関係について調査を続けてきました。特別な食事，食物，サプリメントが，関節症の症状を治癒させたり，軽減する可能性があるといわれていますが，実証されていないものがほとんどです。食物や栄養補助食品を用いる栄養療法や治療法に関する主張は'プラセボ効果'と関係があるのだろうと多くの専門家は推測しています。プラセボ効果とは，新しい治療法を試した後で実際には身体的な改善を示す証拠がないのに，症状や体調が良くなったと感じられることです。

　関節症患者に食事を変えることが有効だという科学的根拠はほとんどありませんから，医療専門家は患者にこの種の食事療法を勧めることには慎重です。

　しかし，医学的な知識がわずかだったり，全くないのに，関節症には食事療法が有効だとアドバイスする人がいます。その中には，疑わしく，高価だったり，危険を伴うものさえあります。

　つまり，関節症に良いとされている食事療法や，多くの栄養補助食品に関する雑誌や本の中には，紛らわしいアドバイスがたくさんあるという意味です。結果的に高価な栄養補助食品を服用するはめになったり，有効性

がないか，害を及ぼしかねない手の込んだ食事療法に挑戦してしまう人もいます。最善の結果は，往々にして単純で，安価な方法によってもたらされるものです。関節症患者の食事に関する一番重要なガイドラインは，必須脂肪酸（有効性がある食事の一要素）が入った食物を含む，バランスのよい食事をとり，体重を健康的に保つことです。さらに関節症患者には太り過ぎや肥満の人が多く，減量プログラムにはカロリー制限が欠かせない要素となっています。こうしたガイドラインに従うために，一般的に信じられている誤解を晴らす背景事実とあなたにとって必要な情報を，以下に示しましょう。

〈バランスのとれた食事〉

関節症患者の中には確かに正しい食事が助けとなる人がいます。関節症には食事補整が有効だというもっと決定的な証拠が得られるまでは，患者には体重を適正に保つ，健康的でバランスの取れた食事をすることが推奨されます。主な内容は以下のものです。

- いろいろな種類の食物を食べる。
- 体重を適正に保つために，食べ物と運動のバランスをとる。
- 穀物，野菜，果物が豊富な食事をする。
- 特に飽和脂肪，コレステロールの低い，低脂肪の食事をする。
- 砂糖が適度に入った食事をする。
- 食事から十分なオメガ-3脂肪酸，ビタミンD, Kを取るようにする。

注意：除去ダイエットと偏食は避け，奇跡の治療法を謳うものには注意する。

〈体重のコントロール〉

食と関節症の間の最も重要で単一な関連性は，間違いなく体重です。関節がすでに破壊され，痛んでいる場合，太り過ぎだと体重を支えている関

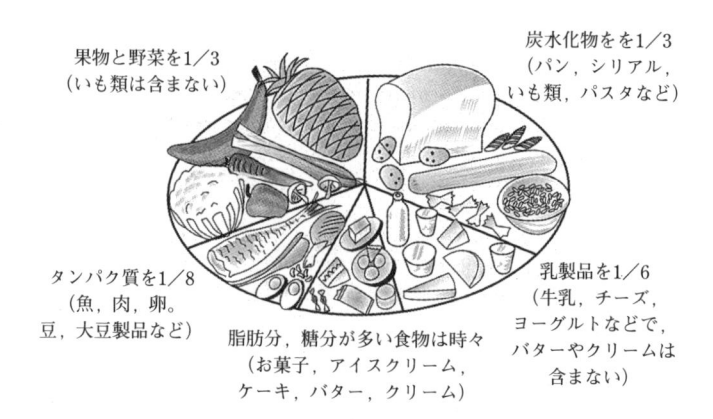

図10.1 食事に種類の豊富な食物をバランスよく取る食事をする。割合は重さに対するもの。（http://www.arcorg.uk/arthinfo/patpubs/6010/6010.asp）

節（脊椎，股関節，膝，足首，足）に過度な負担がかかるようになります。関節の働き方からして，体重の影響は，関節の重要な部位に4〜5倍と大きくのしかかります。たとえば，体重が4.5kgオーバーしているだけでも，一歩踏み出すのに，膝には13〜27kgの力が加わります。太り過ぎで，体重の負担がかかるいずれかの関節が関節症なら，どんなサプリメントを飲むよりも減量が有効でしょう。減量と運動を組み合わせれば，膝関節症の症状（痛みと動き）を大きく改善できることが臨床試験で証明されています。

太り過ぎは関節症に進行する明確な危険因子であり，今の病状を強めたり，悪化させたりします。膝関節症のリスクは太り過ぎの女性の場合はほぼ4倍，男性の場合は5倍となります。

（太り過ぎの判定方法）

体格指数（BMI）は，健康リスクの指標に関する広範な研究に基づいた判定法で，健康的な体重と不健康な体重を示す指針として使用されています。BMIは，体重（kg）を身長（m）の二乗した数で割って計算します。国立保健衛生研究所（NHI）から発表された新しいガイドラインによると，BMIが25〜29.9の人は太り過ぎ，30を超える（BMIが30だと，約15kgオーバー）と肥満となります。25以下の体格指数を目標にしましょう。

(減量に最適な方法は？)
　痩身が一大ビジネスになっています。減量法やいわゆる奇跡のダイエットなどがたくさんあり，大変紛らわしくなっています。残念ながら奇跡の治療法はありません。クラッシュダイエット*5やファッドダイエット*6はバランスが悪いものが多く，お勧めできません。普通の食事に戻せば，体重が戻ってしまう人がほとんどです。
　永続的に体重を落とす唯一の方法は，食べ方を変えることです。
　体が正常に機能するためには，エネルギーの供給源となる食べ物や，さまざまなビタミン，ミネラルが必要です。食事に消費する以上のエネルギーが含まれていれば，体は余分なエネルギーを脂肪に変えて体重が増えますが，食物に含まれているエネルギーが消費するエネルギーに比べて少ない場合は体重が減ります。関節症やその他の健康問題から，以前ほど運動ができないなら，エネルギーの必要量は少なくてよいので，食べる量を減らしましょう。
　食物の中のエネルギーは，キロカロリー（kcal）で計測し，単にカロリーと呼ぶこともあります。カロリーを少なくする場合は，それと一緒にビタミンやミネラルを減らさないように注意する必要があります。したがって，果物や野菜など，カロリーに対してビタミンやミネラルが豊富に含まれている食物を摂るように心がけましょう。

(脂肪の量をカットしよう)
　同じ量の炭水化物やタンパク質に比べて脂肪には2倍のカロリーが含まれています。
　健康に必要な量よりも脂肪を取りすぎてしまっている人がほとんどです。毎日脂肪の摂取量を約30グラム減らせば，252カロリー抑えることができるので，カロリーを制限するのに大きな犠牲を払う必要はなく，食べているものをほんの少し変えるだけで十分です。
　脂肪には，飽和脂肪酸，単不飽和脂肪酸，ポリ（多価）不飽和脂肪酸という3種類があります。飽和脂肪酸は，主にビスケット，チーズ，料理油，

＊5：短期間に減量しようと，栄養摂取を極端に絞るダイエット法
＊6：一時的に流行しているダイエット法

固形マーガリン，菓子，パイ，肉，脂肪，脂肪分の多い牛乳，乳製品，ポテトチップスなどに含まれています．植物性脂肪の中には，飽和脂肪酸が主体だというものもあります．飽和脂肪酸は体に必要なものではなく，実際関節症を悪化させる可能性があるため，なにより減らしたい脂肪です．ソフトファッド（常温で液体の脂肪）や油には，より多くの単不飽和脂肪酸やポリ不飽和脂肪酸が含まれていますが，減量にはカロリーと同様に，それらを制限することが大切です．

脂肪の摂取を抑えるために，以下のルールに従いましょう．

- ●ビスケット，ケーキ，チョコレート，菓子，スナックなどの食物に含まれている'見えない'脂肪に注意して，避けるように心がける．──表示をチェックしよう．
- ●肉の脂身を切り落とす．
- ●いつでも薄切りの肉を選ぶ．
- ●魚や鶏肉を多く食べるようにする．
- ●スキムミルク（脱脂粉乳）・半スキムミルク（半脱脂粉乳）を使う．
- ●低脂肪スプレッド（低脂肪のマーガリンの一種）を使う．
- ●食物を揚げる代わりに焼く．
- ●シリアル（コーンフレークなど），果物，野菜で埋め合わせをする．

〈砂糖を減らそう〉

砂糖にはカロリーがあるだけで，栄養価は含まれていない（いわゆる空のカロリー：empty calories）ため，栄養分を全く下げずにカットすることができます．毎日砂糖を約30グラムカットすれば，112キロカロリーが抑えられます．飲み物やシリアルになるべく砂糖を加えないようにします．人工甘味料にはほとんどカロリーがありませんが，それらが加えられていない甘みの少ない飲み物に慣れるようにしましょう．シリアルやプディングの甘みに，レーズンのようなドライフルーツを代用することもできます．砂糖や人工甘味料とは違って，ドライフルーツにはビタミンやミネラルも含まれています．

(もっと果物や野菜を食べよう)

世界保険機構（WHO）は，毎日少なくとも5種類の果物と野菜を食べることを推奨しています。これは病気のストレスから体を守るために必要となる，重要な抗酸化物質やビタミンを確実に摂取するためです。フルーツや野菜をたっぷり食べましょう。特にニンジン，トマト，ビートの根（テンサイ），ブロッコリーなどの色鮮やかな野菜をふんだんに食べれば，食物繊維も豊富に摂ることができます。全粒のパン，シリアル，パスタ，米からも食物繊維が摂取できることを忘れずに。このような食品は満腹感が得られるので，減量にとっても有効です。

(定期的に運動しよう)

運動は非常に大切です。最終的に脂肪になってしまうカロリーを消費するだけでなく，筋力やしなやかさを高めることができます。さらに全身の健康，特に心臓，循環器系にも有効です。もちろん，関節症のため運動が困難だったり，痛みが出てしまうこともありますし，運動の種類によっては，関節症が悪化してしまうことさえあります。しかし，運動といっても，「マラソンをしろ！」といっているのではありません。毎日犬と30分間散歩するとか，近くのお店や公園まで歩いて行く程度の運動で十分です。

多くの人は自分にぴったりの運動が見つかります。水中だと関節にかかる体重が軽くなるので，スイミングが好きだという人もいれば，ヨガやサイクリングのような体操教室が自分に合っているという人もいます。一番大切なのは，楽しみながら，定期的に行うことです。(Part. 2 3章参照)。

(減量薬について)

臨床的ガイドラインでは，薬物療法を開始する前に少なくとも6ヵ月間，患者全員にライフスタイルに基づいた減量法（食事療法と運動）を試してみるよう提案しています。減量薬を長期間にわたり使用することは，従来の非薬物療法では減量できなかったり，減量を維持することができない，厳選された患者（危険因子がない体格指数30以上の人，または危険因子が2つ以上ある体格指数27以上の人）の中で，食事療法や身体活動を含む包括的な減量プログラムの一環として行われることがあります。治療を

開始して最初の4週間で2kg体重を落とせなかった患者は，一般的に薬物療法の非応答者（効果がない人）とみなされます。体重を維持するために，薬物療法が使われることもあります。1年を超えた総治療の安全性や有効性は確立されていません。病的な肥満に対しては，最後の切り札として手術という選択肢が残されています。

〈必須脂肪酸〉

最近最も心躍らさせられた発見の1つは，関節症患者の中には食事に含まれるある種の油が有効な人がいるというものです。それらの油には必須脂肪酸（EFA）が含まれています。必須とは体内で生成することができないため，食物から摂取しなければならないということを意味します。必須脂肪酸はプロスタグランジンやロイコトリエンと呼ばれる化学物質を作る

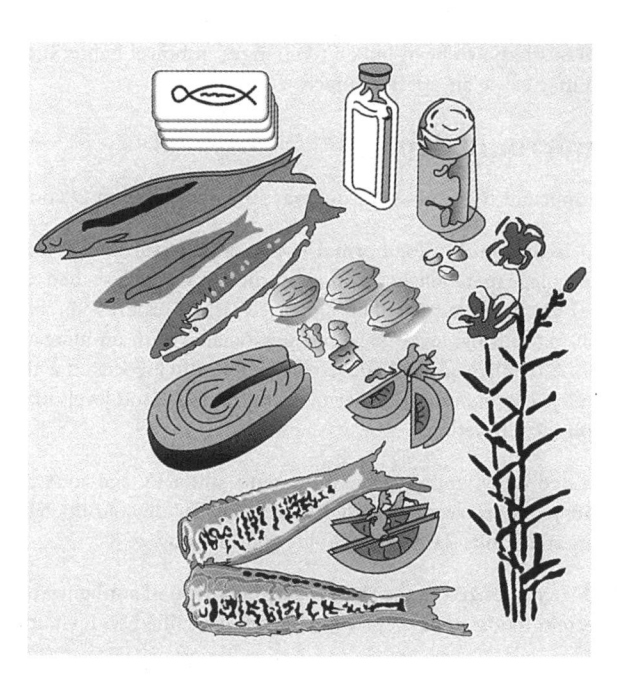

図10.2　オメガ-3多価不飽和脂肪酸は，脂ののった魚や植物種子油に豊富に含まれている。（http://www.arc.org.uk/arthinfo/patpubs/6010/6010.asp）

のに使用され，必須脂肪酸のバランスがよいと軟骨の消失が減り，軟骨を破壊する酵素や炎症の仲介物質（炎症分子）の表出が抑えられることが証明されています。こうした要因のすべてが，関節症におけるオメガ-3の有効性を説明しているのかもしれません。

　必須脂肪酸には，主に魚脂に含まれているオメガ-3と，主に植物油に含まれているオメガ-6の2種類があります。典型的な西洋料理には，オメガ-6が豊富に含まれていますが，オメガ-3は充分ではありません。

　オメガ-3必須脂肪酸は通常，サバ，イワシ類，サケなど，脂ののった魚に含まれているので，週に3～4回こうした魚を食べる（少々においが気になるので）のはグッドアイディアです。亜麻や亜麻仁（アマニ）油，くるみ，キャノーラ油の中にも含まれています。主要なオメガ-3必須脂肪酸はEPA，DHAと呼ばれ，薬局や健康食品店ではこのようなオイルを濃縮にした魚脂カプセルが売られています。魚肝油（タラまたはオヒョウ）にもビタミンDと一緒に，必須脂肪酸が含まれており，カルシウムの吸収を助けます。

　しかし，魚肝油にはビタミンAも豊富に含まれています。ビタミンAの過剰摂取は危険であり，胎児に害を及ぼすことがあるので，特に妊娠中の女性や妊娠の可能性がある女性は摂取すべきではありません。このような女性は，魚肝油，ビタミンAのサプリメントはすべて摂取しないようにします。魚肝油を用いたほとんどの研究では，通常影響は少なくとも12週間継続使用するまでは現れず，使用期間が長くなるにつれて高くなるようです。

　主なオメガ-6必須脂肪酸はGLAと呼ばれています。最も有名なGLA源は，月見草油ですが，植物性油（ひまわり油，ひまわりとコーン油）の多くにも含まれています。繰り返すと，これらは薬局や健康食品店で簡単に入手できますが，すでに示してきたように，食事にはおそらくオメガ-6が十分含まれているので，オメガ-3のサプリメントだけで十分です。

（必須脂肪酸に副作用はあるの？）
　理論上では，必須脂肪酸は有害な遊離基（フリーラディカル）の原因となる化学物質を体内に生成する可能性があり，それが心臓病や循環器系疾

患の原因となることがあります。酸化防止剤は，このような疾患から体を守ってくれるビタミンやミネラルのグループです。にんじん，トマト，ビートの根，ブロッコリーなどのさまざまな明るい色の新鮮な果物や野菜に豊富に含まれています。ほとんどの薬局や自然食品店では，酸化防止ビタミンやミネラルサプリメントが置かれています。

魚油サプリメントを，アスピリンや他の抗炎症剤といっしょに服用すると，血液凝固を阻害する可能性があることも知っておく必要があります。魚油を摂取することによって，下痢などの腸習慣の変化や胃のむかつきが現れることもあります。

〈その他の微量栄養素〉

ビタミンDとKを食事から十分に摂取することも大切です。

ビタミンDは正常な骨代謝と関係があり，軟骨の代謝にも影響力を持っている可能性があります。ある研究の中では，ビタミンDの摂取量が1日258IU（国際単位）以下（低摂取）だと，関節症が進行するリスクが高まり，血中濃度が30ng/mL（低レベル）だと，進行のリスクが高まるだけでなく，骨棘が大きくなって，軟骨が消失し，痛みが起きて，身体機能が減退することに関係がありました。その上，ビタミンDの血中濃度を改善すれば，身体機能も改善します。

毎日ビタミンDをどれぐらい摂取すればよいかは，年齢によって異なり，19〜50歳の成人には1日200IU，51〜70歳の成人には400IU，70歳以上には600IUが必要です。

ビタミンDは，日光の働きによって皮膚の中に合成されます。特定の食品から摂取することも可能で，特に牛乳にはビタミンDが強化されたものがたくさんあります。

ビタミンD欠乏症の一般的な原因には，以下のものがあります。

- 浅黒い肌
- 加齢

- 露出した肌を全部覆ってしまうほどの日焼け止めクリームの塗りすぎ（宗教によっては，特定の服装規定を勧めているものもある）や外出しないこと（老人ホームで暮らしているような人など）
- 肥満（ビタミンDは脂溶性［脂肪溶解］で，脂肪が多ければ多いほど必要になる）

　ビタミンKは，正常な骨代謝と関係があり，軟骨代謝にも影響する可能性があります。ビタミンKの血中濃度が低いと，膝や手関節症の有病率が高まることを示している研究もあります。ビタミンKの推奨摂取量は，1日につき男性120μg，女性90μgです。大豆，ほうれん草，ブルーベリー，ケールには，ビタミンKが豊富に含まれています。

〈食事と関節症についてのよくある誤解〉

Q1 関節症患者はカルシウムを多めに摂取した方がよいですか？

A カルシウムは重要な基本栄養素ですから，食事で充分に足りていないと骨粗鬆症になることがあります。閉経後の女性は，特に骨粗鬆症にかかりやすくなります。統計的には，関節症患者が骨粗鬆症になるリスクは低いようです。リスクが高いなら，食事の中での一番豊富なカルシウム源は，ほとんどの人の場合，牛乳と乳製品（牛乳で造られた食品：チーズ，ヨーグルトなどだが，バターは違う）です。1日おおよそ600mLの牛乳と乳製品を定期的に摂取していれば，カルシウムは充分なはずです。スキムミルクには全脂乳（full-fat milk）より多くのカルシウムが含まれていることを覚えていてください。60歳以上の方には，毎日1,000mg〜1,500mgのカルシウムの摂取をお勧めします。以下の表は，毎日の食物の中にどれくらいカルシウムが含まれているかを示したものです。

一般的な食品に含まれているカルシウムの量

* 200mLの全乳に220mg
* 200mLの半スキムミルクに230mg
* 30gのハードチーズに190mg
* 150gの低脂肪ヨーグルトに225mg
* 60gのイワシに310mg
* 3枚の厚切りの黒パンまたは白パンに100mg
* 3枚の厚切り全粒パンに55mg
* 115gのカッテージチーズに80mg
* 115gのベイクドビーンズ（煮豆）に60mg
* 115gの煮キャベツに40mg

* それぞれの数字は単なる目安

　何らかの理由で，乳製品を摂取できない人には，ほとんどのスーパーマーケットで豆乳を買うことができますし，牛乳と同じような用途で使うことができます。豆乳にはカルシウムが強化されているものもあり，それらを飲むのはよいことです。乳製品や豆乳が足りていない場合は，カルシウムのサプリメントが必要になることもあります。これについては栄養士か医師に相談してください。

Q2 関節症なら，鉄の錠剤を飲んだほうがよいですか？

A 鉄は貧血を防ぐために重要です。関節症患者には貧血の人が大勢いますが，鉄の錠剤が有効とは限りません。貧血にはさまざまな原因が考えられます。アスピリン，イブプロフェン，ジクロフェナックなどの抗炎症剤は，関節症の痛みに効きますが，人によっては胃潰瘍や出血を起こし，貧血につながることがあります。貧血があるなら，鉄がもっと必要かどうかを主治医がアドバイスしてくれるでしょう。
　食物中の一番の鉄源は赤身の肉です。しかし，現在ではさまざまな理由から赤身の肉をカットしている人が多いので，別の食品から鉄を

摂取することが大切です。魚に含まれた鉄は，体に吸収されやすく，脂の多い魚はよい鉄源となります。たとえば，イワシには牛肉に相当する鉄分があります。食事にビタミンCが含まれていると，鉄が吸収されやすくなるので，食事に野菜，サラダ，新鮮な果物を摂るようにしましょう。反対に，お茶は体が吸収できる鉄の量を減らしてしまうので，食事と一緒にお茶を飲まないように心がけます。ベジタリアン（菜食主義者）なら，牛乳やチーズなどの乳製品はわずかな鉄源にしかならないことを覚えていて欲しいのですが，インゲン豆やレンズ豆のような豆類，葉の色が濃い野菜（ほうれん草やセリ）はよい鉄源となります。日々の野菜食の中にそれらを取り入れるようにしましょう。

Q3 関節症を悪化させる食べ物があるって本当ですか？

A 食べ物が関節炎に影響するかどうかについては，痛風の人から一番はっきりした証拠を得ることができます。痛風とは，体がプリン体を含んでいる食品を適正に吸収できないためにひきおこされる関節炎です。その結果尿酸が過剰になり，関節に結晶ができてしまいます。痛風の治療として，薬剤が食事に大きく取って代わりましたが，この病気の場合は，食事で主なプリン体源を避けることが可能です。レバー，ハツ（心臓），マメ（腎臓），肉エキス，アンチョビ（カタクチイワシ類），かに，魚卵，ニシン，サバ，イワシ，えび，しらすは食べないようにします。特にアルコールは尿酸に影響するので，痛風の人はアルコールを完全に飲まないか，ほんの少量にするべきです。

　それ以外の関節炎においても，食事から特定の食物を除去する効果に関する調査が最近実施されました。食事から特定の食品を除去する断食は，非常にリスクが高い短期的な治療法なので，現在関節症の治療として受け入れられる方法ではありません。

5. グルコサミン，ビタミンと変形性関節症

> **KEY POINTS**
> - 硫酸グルコサミン，硫酸コンドロイチンとある種のビタミンは，関節症の分野で広く使用されている。
> - 長期間摂取すると，痛みが緩和される可能性があるというエビデンスがある。
> - それらはほとんどの人によく忍容されている。
> - すべての患者に日常的な摂取を勧めるには，さらに調査が必要である。
> - 試してみたい治療法かどうかを決める前に，各人の責任において，それぞれのサプリメントのメカニズム，用量，潜在的な副作用について理解しておく。

　現在ヨーロッパと米国には莫大な数の健康食品店や通信販売会社があり，健康状態を全般的に改善して，関節症などの特定の疾患にも効くといわれる薬草（ハーブ）サプリメントやビタミンが販売されています。医師や看護師は「サプリメントは私の関節症に効きますか？」という質問を頻繁に受けますが，サプリメントの使用に関して広範な調査が行われている疾患もあるものの，関節症分野における調査は今のところ出遅れています。従来の薬はすべて，認可される前に広範な調査と強力な規制管理を通過する必要があり，認可された後でも患者に使用するには効能と安全性を緻密にモニタリング（監視）する必要があります。これによって医師は文献を検証することができるようになり，全般的にそれぞれの薬が健康上どんな有益性を持つのかを規定することができます。しかしサプリメントはこう

した強力な規制管理に従う必要がないため，今日利用されている数多くのサプリメントに関して医師が簡単にアドバイスすることはできません。

ここでは，我々が入手した調査の中から関節症に現在最もよく使用されているサプリメントについての情報を提供します。関節症の症状を改善し，さらには進行を防ぐという点でサプリメントが果たせる役割には，主に3つの分野があると考えられています。

- 酸化的破壊を防ぐ
- 軟骨の破壊を防ぎ，修復する
- 炎症を抑える

オキシダント（強酸化性物質の総称）は，周りの組織を破壊してしまう酸化剤で，軟骨細胞（軟骨の中の細胞）によって関節内に生成されます。それは関節の結合組織（コラーゲン）にある主要構造を攻撃し，関節内の潤滑油（ヒアルロン酸液）を脱分極（興奮）させます。それゆえオキシダントは，関節にとっての'招かれざる客'です。

〈グルコサミンとコンドロイチン〉

グルコサミンとコンドロイチンは今日関節症分野をリードする2つの主要サプリメントで，米国の栄養補助食品の中で売上ランキング第3位となっており，米国成人の5～8％がどちらかの製品を使用していると言われています。ヨーロッパのほとんどの国では処方箋がないと入手できませんが，米国や英国では，健康食品店，スーパーマーケット，通販会社などから購入することができます。それらは複合製剤として，あるいはそれぞれ単独の形態で販売されています。多くの薬剤，サプリメントや治療法と同様に，誰にとっても有効とは限りませんが，痛みを和らげるために使用しようと思うなら，約3ヵ月の試用期間が必要となります。

（グルコサミン）

グルコサミンには以下の2つのタイプがあります。

①硫酸グルコサミン
②塩酸グルコサミン（ベジタリアン［菜食主義者］にあった形態）

　硫酸グルコサミンは体内で自然発生しますが，市販されているものは，かに，エビ類，貝などの魚貝類から製造されています。貝，甲殻類のアレルギーがある人は摂取してはいけませんし，ベジタリアン（菜食主義者）ならその代用として塩酸グルコサミンを選ぶこともあるでしょう。硫酸グルコサミンの推奨摂取量は1日1,500mgです。市販されている製品は，錠剤によって用量内の強度が異なることを患者は承知しておきましょう。硫酸グルコサミンを使用している患者は，痛みが緩和されるのに2週間から3ヵ月と期間に幅はあるものの，一般的な抗炎症剤より長い時間が必要で，3ヵ月ぐらいかかるケースが最も一般的です。疼痛を緩和する効果も，使用を中止してから3ヵ月程度は持続する可能性があります。

　今まで行われたほとんどの調査では，硫酸グルコサミンが使用されており，膝関節症の患者に焦点が絞られている傾向がありました。どの研究でもダミー薬（プラセボ）をしのぐ疼痛緩和効果が証明されたわけではありませんが，長期的に見て，弱い抗炎症剤に匹敵する程度の疼痛緩和効果を示したものがほとんどです。膝関節症に関しては軟骨の消失が減退するという新しいエビデンスもあり，長期間摂取すると結果的に膝関節置換術の必要性が減退します。塩酸グルコサミンに関する調査はわずかしか行なわれていませんが，大規模な米国研究の初期結果によると，いかなる重要な効果も証明することはできませんでした。

　硫酸グルコサミンは，安全なサプリメントと考えられていますが，使用を考えているなら，注意が必要な2つのグループがあります。

●貝，甲殻類に対してアレルギーがある人は，アレルギー反応が起きる可能性があるため，摂取しないようアドバイスされる。
●妊娠または授乳中の人は，赤ちゃんと母胎に対する安全性についての調査が不十分なので避けるべきである。

　かつてグルコサミンには糖尿病患者の血糖値を上昇させる可能性がある

と懸念されていましたが，今までの研究でそれについては否定されています。そうはいっても，糖尿病なら，グルコサミンを摂取している間は，血糖値レベルを緻密にモニタリングし，不安定型糖尿病の人は使用を避けるのが賢明です。

（コンドロイチン）

硫酸グルコサミンと同様に，硫酸コンドロイチンは体内で自然発生する物質で，軟骨に弾力を与えるタンパク質の部分です。市販されているものは以下の3つのどれかを原料として製造されています。

- 鳥類
- 牛
- サメ

コンドロイチンには痛みのレベルを下げるなど，硫酸グルコサミンと同様の効果があり，軽度から中等度の関節症については軟骨を形成したり，修復したりする役目も果たすと考えられています。実施された多くの研究においては，プラセボを上回るいちじるしい疼痛緩和効果は証明されてはいませんが，全体として，硫酸グルコサミンと同程度の疼痛緩和を促すようです。さらに，コンドロイチンには軟骨消失が進行するのを防ぐ可能性があるので，膝関節症の患者の疾患進行を防ぐという早期エビデンスがあります。

コンドロイチンは，妊娠中や授乳中の女性を対象にした研究が実施されていないため，そうした状況ではグルコサミンと同様に避けるべきですが，安全性に関して良好だという報告もあります。血液凝固作用のあるヘパリン，ワーファリン，アスピリンなどの薬剤を服用している人は，凝固時間をモニタリングしてもらうべきだと示唆されています。コンドロイチンはヘパリンと似た構造なので，出血を起こす人もいます。推奨用量は，1日あたり800mgです。

〈ビタミン〉

ある種のビタミンは抗酸化物質で，関節内に発生した酸化物質を抑えて，

関節破壊を防ぐ働きがあり，関節症の症状を緩和するのに役立ちます。バランスの取れた食事の中にはほとんどのビタミンが含まれているでしょうし，実際サプリメントを飲むよりも食事で摂取するほうが吸収されやすいのです。関節症の緩和に役立つ3つの主なビタミンは，ビタミンC，D，Eだと考えられています。

(ビタミンC)

ビタミンCは抗酸化物質なので，軟骨を破壊する酸化物質を中和します。ビタミンCレベルが低い人は，軟骨の質が良好でないことを明らかにした研究を根拠に，軟骨内のコラーゲンを生成する働きも証明されています。ビタミンCは，果物や野菜に含まれているので，毎日5種類は食べるように心がけましょう。

(ビタミンE)

ビタミンEには関節症の炎症を抑える働きがあると考えられており，その有効性に関するデータには矛盾がみられるものの，疼痛を緩和させる効果を持つ可能性があります。

(ビタミンD)

ビタミンDは骨や関節の中で広範な役割を果たしています。ほとんどの調査は，有益性が大きい骨粗鬆症の分野で実施されています。初期研究ではビタミンDが関節症にとっても重要である可能性が示唆され，疾患進行に関係しているとされています。ビタミンDは，骨，軟骨，筋肉を含む関節のほとんどの組織に影響を与えるので，構造や機能に多面的な効果を持っています。食事からビタミンDを摂取する量が少ないか，体内のビタミンDレベルが低い人は，疾患の進行が加速することが調査でわかっています。ビタミンDは食物からも吸収されますが，大部分は日光に当たることによって皮膚に生成されます。紫外線を嫌って日に当たらないという人が増えるにつれて，特に高齢者の間でビタミンDが欠乏する割合が高くなり，上昇しています。ほとんどの学会がサプリメントの安全な摂取量を1日400IUとして推奨しています。

〈その他のサプリメント〉

　一般的にはあまり使用されていない多くのサプリメントやそれらが関節症にどのような効果をもたらすのかについてはわずかな研究しか行われていません。有効性が期待できるものもなきにしもあらずですが，なお詳しい調査が必要です。そうしたサプリメントには，アボガド，大豆，S-アデノシルメチオニン（SAM-e），ショウガなどが含まれます。

〈まとめ〉

　今日利用できる栄養補助サプリメントの中には，関節症患者に効くとされているものが数多くあるものの，旺盛な研究が実施されている従来の薬剤の分野に比べるとこの分野の研究は，乏しく，わずかしか行われていないということを知っておく必要があります。ほとんどのビタミンは，新鮮な果物，野菜，魚油をとる健康的な食生活と日光浴によって確保することができ，適正な食事の他に不必要なサプリメントを摂取すれば，過剰摂取になるケースもあることは栄養士も同意するところでしょう。
　医師の中には関節症にグルコサミンやコンドロイチンが効くことを疑問視している人もいますが，一般的には安全性が高く，この2つのサプリメントは，関節症患者に考慮しうることが認められています。何を使用するかについては各人が責任を持ち，サプリメントにお金をかける前には有効性について調べるようにしてください。他の病気のために服用している薬剤を，医師に相談しないで勝手に中断してはなりません。

6. 変形性関節症に使われる薬剤

> **KEY POINTS**
> - 現在使用されている薬剤は，主に症状の改善に使われるもので，関節症を治癒させるものではない。
> - 薬剤は，関節症の管理戦略に沿って使用するべきである。
> - 関節症の症状を緩和する薬剤もあるが，好ましくない副作用を伴うものもある。
> - 関節症の管理に薬剤がどのように役立つのかを理解し，それについて医師と話し合うことが大切である。

　関節症を管理するためにさまざまな薬剤が使用されていますが，残念ながら今のところ，病気を治すことができる'奇跡の薬'はありません。薬剤は関節症が原因となって起きる，こわばり，痛みなどの不快な症状を抑えるために使用され，この分野の市場には膨大な種類の薬剤があります。しかし，薬剤に運動やペーシング（ペース配分）などの他の管理戦略を組み合わせて使うのが最も有効な方法だとして実践している医師が一般的です。

　この章では，関節症の治療に最もよく使われる薬剤の概要と，その服用方法について見ていきましょう。

〈使用される薬剤の形態〉

　技術の進歩に伴って，薬の投与径路も多様になっています。関節症における最も一般的な方法は錠剤か液体による経口投与で，これは一番便利で，経済的で，非侵襲的なルート（注射や坐薬に比べて）でもあります。経口

薬は投薬をコントロールするのも簡単です。強力な疼痛緩和薬の中には貼る形態のものもあれば，クリームを塗るものもあります。ステロイドのように，直接関節に注射する治療法もあります。

〈使用認可外で使われる薬〉

処方箋で入手するすべての薬は，特定の認可を受け，特定用途に登録されるまでに厳しい調査と開発の過程を否応なく通過してきています。しかし，たとえばアミトリプチリンなど，それを裏付ける調査があれば，医師が認可外の薬を実地で使用するのは珍しいことではありません。

〈薬の服用法〉

副作用や薬の依存症が心配で，薬を長期的に飲みたがらなかったり，単に薬を飲むのが嫌だという患者も大勢います。こうした一般的な理由から，患者の多くは，好きなように，必要な時だけ，大抵は痛みが激しい時にだけに薬を飲んでいます。これによって，痛みの程度に波が生じ，結果的に強い痛みを抑えるために，高用量の鎮痛剤を服用しなければならなくなってしまいます。

どんな薬にも効果が持続している有効期限があり，それは薬によって異なります。薬を定期的に服用している限り，痛みが手に負えない状態に陥ることはありませんし，薬の用量を少なくできる人もいます。定期的に薬を飲んでいれば，痛みに支配されずに，うまくいけば痛みをコントロールできることがわかるでしょう。

〈疼痛緩和薬（鎮痛剤）〉

現在市場には一般的な鎮痛剤が溢れており，それだけでも非常に紛らわしくなっています。一般名で呼ばれるものもあれば，製造者の商標名を使うものもあるし，複数の薬が組み合わさったものもあります。通常鎮痛剤は薬の強度よって，3つのグループに大別されています。その一番簡単な

表示法は，'はしごモデル'（図12.1参照）を使ったもので，はしごが高くなるにつれて，鎮痛剤もまた強くなります。

(はしごの最下段―非オピオイド薬)

　一般的には，このグループの薬を飲んでいる関節症患者がほとんどですが，これらの薬が軽症から中等度の痛みに使われるからといって副作用も軽いかというと，そうではないことを知っておく必要があるでしょう。用量を正しく守っている限りは，パラセタモール（アセトアミノフェン）で副作用が起きることは滅多にありませんが，抗炎症剤（NSAIDs）には重症で好ましくない副作用が起きる可能性があるので，関節症患者には控えめに使用されています。

(はしごの中段―弱いオピオイド薬)

　軽い疼痛薬が効かない場合，医師はこのグループの薬を試してみてはどうかというでしょう。名前からも察しがつくように，この薬は弱いタイプのオピオイド（オピオイドは，アヘンを造り出すケシからできている）です。それは単独で，またはパラセタモールと組み合わせて製造されています。残念ながらオピオイドの副作用は不快で，便秘，意識障害，認知機能の減退（低速思考処理），幻覚，不眠症などが見られるため，必ずしも患者に支持されているわけではありません。

(はしごの最上段―強力なオピオイド薬)

　名前からもおわかりのように，これは最強のオピオイド薬です。合成されたものもあれば，天然のものもあります。このグループの薬には患者に

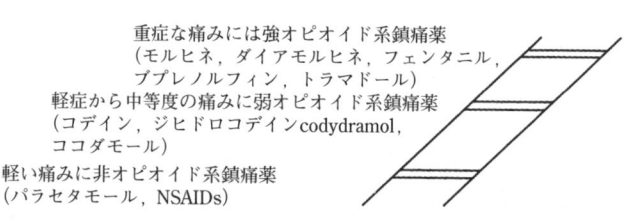

　　　　　　　　　重症な痛みには強オピオイド系鎮痛薬
　　　　　　　　　（モルヒネ，ダイアモルヒネ，フェンタニル，
　　　　　　　　　　ブプレノルフィン，トラマドール）
　　　　　　軽症から中等度の痛みに弱オピオイド系鎮痛薬
　　　　　　（コデイン，ジヒドロコデインcodydramol,
　　　　　　　ココダモール）
　　　　軽い痛みに非オピオイド系鎮痛薬
　　　　（パラセタモール，NSAIDs）

図12.1　除痛はしご

貼る形態のものもありますが，経口投与されるものがほとんどです。鎮痛作用は強力ですが，副作用が効果を遙かに上回るケースもあります。特に高齢者では副作用として転倒のリスクが高まるケースがあります。

どのオピオイド薬にも依存性の心配があるので，店頭で購入できるものは非常に弱いものだけです。より強力なオピオイド薬は医師が充分に評価してから処方します。定期的にオピオイドを服用している患者は，効果をモニター（監視）するために，処方を受けている医師から定期的に再評価してもらう必要がありますが，強力なオピオイドの用量がエスカレートし始めたら，医師のアドバイスを求めることも同時に重要です。

〈薬の開始〉

医師は関節症の痛みやこわばりに対して最初は弱い鎮痛剤を選ぶはずですし，多くの関節症患者ははしごの最下段の薬で充分ですが，これで痛みがコントロールできなければ，用量を増やすか，もっと強力な薬がはしごモデルに沿って選択される可能性があります（図12.1）。

それぞれのグループにはタイプの異なる鎮痛剤がたくさんあり，ある薬が効かない時は，医師は同じグループの別の薬を試すことになります。残念ながらはしごが上段になるほど，重症で不快な副作用が発生しやすくなり，薬の効果を上回ってしまうものも多くなります。したがって，薬の使用に関して医師と話し合うことが大切です。

〈関節症に一般的に使用される薬〉

関節症の管理にはどんな薬が最も頻繁に使用されているのでしょうか。それについて見ていきましょう。

(パラセタモール/アセトアミノフェン)

これは軽症から中等度の関節症の痛みに勧められる第一選択薬です。最大用量を超えなければ，使用しても安全な薬です（1gを1日4回まで＝全部で4g）。この薬は抗炎症剤ではありませんが鎮痛剤です。副作用は一

般的に非常に軽いとされていますが，便秘になる人がいます。たとえば肝不全の人など，使用を避けた方がよい人のグループもあります。1日4gを長期間使用していると，軽い消化不良を起こす人がいることが研究でわかっていますが，長期的に使用しても安全な薬とされています。インフルエンザの治療薬の中にはパラセタモールが入っているものが多いので，過剰摂取を避けるために使用説明書を読み，注意して使用することが大切です。

(抗炎症剤：NSAIDs)

●アースロテック	●ジクロフェナック	●ジフルニサル
●フェンブルフェン	●イブプロフェン	●ナプロキセン
●プロキシカム	●インドメタシン	●ナブメトン
●スリンダック	●ケトロラック	●メロキシカム
●ケトプロフェン	●テノキシカム	●アスピリン

　中等度から重症の関節症の痛みにアセトアミノフェンが効かなかった場合は，抗炎症剤の使用を考えます。この薬は抗炎症剤ですが，ステロイドではなく，名前の通り鎮痛剤です。鎮痛作用と抗炎症作用が組み合わさり，関節症の管理に有効とされています。長期研究ではパラセタモールと同程度の有効性が証明されており，関節症の痛みを緩和する効果が多くの人で確認されています。

　抗炎症剤（NSAIDs）は弱い鎮痛剤と考えられていますが，だからといって副作用も軽いというわけではありません。実際抗炎症剤は腎機能低下，消化器系（胃や小腸）の出血，致命的になりうる潰瘍などの副作用のため，関節症の治療に注意が必要な薬剤のグループに入ります。ごく最近では，もともと心臓病の危険因子を持っている患者に長期間使用すると，心筋梗塞（心臓発作）の可能性を高めてしまうことが証明されています。

　抗炎症剤がこのような副作用と関係がある理由はその作用機序にあります。プロスタグランジンは体内で自然に産生され，けがや病気に対する炎症反応と関係があるため，抗炎症剤はこうした病気の疼痛緩和に有効です。

しかし，それには食物を消化するために体内で産生されている腐食性の胃酸から，消化器系（胃や小腸）を本来守っている内壁をつくる役目もあります。プロスタグラジンは酵素によって開始された一連の作用に伴って産生されます。これを開始する酵素はシクロオキシゲナーゼ-1と呼ばれています。抗炎症剤はこの酵素を阻害してプロスタグランジンの産生を妨ぐことで，炎症反応を抑え，痛みを和らげますが，消化器系の保護液が産生されるのもブロックしてしまい，胸焼け，胃の不快感，前に述べたような副作用が起きてしまいます。そのことは心血管症状にも影響を与え，血圧が高まって，高血圧になり，患者に心臓発作（心筋梗塞）を起こしやすくします。

副作用のリスクが高まる可能性があるため，細心の注意を払って抗炎症剤を処方しなければならない患者のグループがあります。

- 60歳以上の高齢者
- 潰瘍の病歴がある人
- ワーファリンまたは抗凝固作用のある薬を飲んでいる人
- ステロイド薬を飲んでいる人
- 喫煙者
- 循環器疾患の病歴がある人
- 高血圧の人
- アルコールを日に3単位以上飲む人
- 虚弱体質の人

抗炎症剤の中にはさまざまな系統のグループがあり，それぞれのグループには数多くの錠剤が含まれます。特定の抗炎症剤がある人には効くのに，別の人にはどうして効かないのかについては特別な理由があるわけではありませんが，多くの患者の場合，一番有効なものが見つかるまで2，3試してみる必要が出てきます。複数の抗炎症剤を一度に服用すると，重症な副作用が起きるリスクが一気に高まるので，1種類以上飲まないようにすることが肝心です。

抗炎症剤を服用している患者は，なるべく少量をなるべく短期間，食中

または食後に服用するようにアドバイスされます。胃痛や胸焼けが起きたら，すぐに薬を中止すべきです。抗炎症剤と一緒に胃腸の保護剤を処方する医師もいますが，初めから保護剤が含有されている抗炎症剤もあります。たとえば，オルソテックには，ミソプロストール（胃酸抑制剤）が含まれています。抗炎症剤で喘息が悪化することがあるので，喘息の人は服用してはなりません。

（抗炎症剤クリーム）

　手関節症と膝関節症にはクリームが有効であることがわかっていますが，股関節症にはそれ程深く浸透させることができないためあまり効果がありません。抗炎症剤によって重症な消化器系の副作用が起きると報告されていますが，クリームについては安全性が報告されています。残念ながらクリームの効果は長続きしないと思う人が多く，長期使用の代わりに，活動期の疼痛管理に役立つ可能性があると考えられています。副作用としては，かゆみ，湿疹などが挙げられますが，使用を中止すれば大抵治まります。

（選択的 Cox-2 阻害薬）

- セレコキシブ
- エトリコキシブ
- ルマリコキシブ

　これらも抗炎症剤ですが，前述した抗炎症剤（NSAIDs）とは異なり，消化器系に問題を起こすことは少ないようです。Cox-2は炎症と関係がありますが，胃腸保護のために産生されるものとは関係がありません。すなわち，Cox-2酵素を阻害すると炎症を抑えられますが，胃腸を保護する点に変わりはありません。これらは通常の抗炎症剤より新しい薬で，消化器系の副作用に関しては抗炎症剤より安全ですが，残念ながら心血管系については安全とは言えず，この理由からここ数年はヴィオックスの長期使用を中止する傾向が見られています。

　従来の抗炎症剤と同様に，このグループの薬は関節症患者に有効であり得ますが，利点と好ましくない副作用のリスクを比較検討することが大切

です。短期的な使用に関しては比較的安全と考えられていますが、長期に使用することは好ましくなく、使用する際には細心の注意を払わなければならない患者のグループもあります。

- 心臓病または脳卒中の病歴がある人
- 心臓病の家族歴がある人
- 高血圧の人
- 喫煙者
- 糖尿病患者

(アミトリプチリン)

アミトリプチリンは慢性疼痛を管理するためによく使用される薬で、特に神経からくる鋭く刺すような痛みに対して効果があります。高用量で服用する場合は、もともとうつ病の治療薬として認可されたものでしたが、のちに低用量（10～50mg）で服用すると、疼痛緩和に効果があることがわかり、本章にも扱われている鎮痛剤と並んで今日では多くの関節症患者に処方されています。

この薬は2, 3日で効き目が現れるとは限らないので、有効性が現れるまではコンスタントに服用する必要があります。副作用の1つに眠気があるので、多くは夜（就寝2時間前）に飲むように処方されます。つまりこのように薬を飲むことで、副作用を心地よい眠りの助けとして利用することになります。飲み始めて2, 3日間は二日酔いのような症状が現れる人もいるので、医師の多くは、わずかな用量から、最小限の副作用で効果が感じられるまで、徐々に用量を上げていくようにアドバイスします。この間に、車の運転や機械の操縦をしても安全かどうかを確める必要があり、これについては医師が指導してくれるでしょう。

必要となる用量は人によって違う可能性がありますが、最も一般的な薬剤投与量は毎晩10～50mgの間です。副作用に口の渇きがあり、むくみや体重増加が見られる人もいます。この薬は処方箋でもらう薬ですが、たとえば緑内障や不整脈の人など、処方できない人もいます。同様に、併用を禁忌されている薬もあります。

〈カプサイシンクリーム〉

　カプサイシンは，胡椒植物を含むナス科の植物の種や膜から抽出され，C繊維（痛みのメッセージを伝える神経）を鈍らせることによって効き目を現します。他の鎮痛剤と一緒に使用しても，あるいは単独でも安全な薬だと証明されています。処方によって強度を変えることができ，日に3〜4回使用すると最大限の効果が得られます。

　成分の性質上，初回には，痛み，ほてり，発赤，時々クリームを塗った部位がかぶれるなどの症状が現れる人もいますが，通常は続けて使用している内に治まっていきます。副作用の性質からして，薬を塗ったらすぐに手を洗い，クリームのついた手で目や傷口に触れないように気を付けましょう。今述べた皮膚の局所的な反応以外に副作用はほとんどないと考えられており，使用した人の約20％に効果があります。

〈まとめ〉

　鎮痛剤は多くの人にとって非常に有効です。どのような痛みを感じるかは人によって違うので，ある人に有効な鎮痛剤が誰にでも効くとは限りません。鎮痛剤の多くには効果だけでなく，好ましくない副作用もあることを心得ておくことが大切であり，薬から得られる効用と副作用を比較検討し，使うかどうかを決めるのは，関連情報を与えられた一人一人の責任です。

　我々はみな，特定の薬に対して露見してきた新たな心配や発見，発生しうる長期的な副作用については充分認識しており，近年マスコミ報道や薬の中止を経験してきています。薬に対する調査，モニタリングは，安全性のために常に続行されており，進歩していく薬剤の性質上避けて通ることはできません。今後多くの人に有効な薬が，科学者の手によってさらに安全なものに改善されることが期待されています。

7. 注射療法

> **→ KEY POINTS**
> - 注射で痛みを大幅に抑えることができる。
> - 注射は熟練した専門家にしてもらうべきである。
> - 注射は痛みを管理するための別の方法と組み合わせて使用すべきである。
> - 注射は関節症を治癒させるものではない。

　注射は関節症管理の一助として使用されていますが，病気を治癒させるものではありません。機能を再度回復させるために，痛みや不快などの症状を抑えることで効き目を現します。他の薬剤と同様に，たとえば運動療法，減量（太り過ぎなら），ペーシングなどに沿った治療パッケージの一環として用いるべきです。

　この章で取り上げる注射は関節内注射と呼ばれ，関節に直接打つ注射のことです。したがって，普通の筋肉注射（たとえばインフルエンザの注射）や皮下注射（たとえばインスリンを打つ時に用いられる注射）とは大分違います。関節症の管理には通常2種類の関節内注射が使用されています。

①ステロイド注射
②ヒアルロン酸

　この章ではこれら2種類の注射を取り上げ，どのような効き目があるか，どのような人に適しているか，さらには潜在的な副作用について見ていきましょう。

〈ステロイド関節内注射〉

　ステロイドには副腎（腎臓の上部にある）から自然産生するホルモンと，人工的に合成されたホルモンがあります．注射薬として使用されるものはほとんどが人工的なものです．ステロイドには多様な代謝機能がありますが，炎症を抑える効力が期待できるため関節症に使用されています．

　ステロイドは1950年代に初めて使用され，股関節にも有効らしいとされていますが，今までの研究はほとんどが膝関節に集中したものでした．膝関節に実施された大多数の調査の中で，プラセボ療法と比較してみると，ステロイド注射は有効であることが確認されています．現在では約53％の医師が，関節症の痛みを軽減するためにステロイド注射を使用しています．

(どんな人に適しているの？)

　ステロイド注射は膝の痛みが再燃している人や，膝の滲出（腫脹）が見られる人に最も有効とされています．EULAR（欧州リウマチ学会）のガイドラインでは，従来の抗炎症剤や他の鎮痛剤が効かなかった膝痛の再燃が見られる患者に，これらの注射を使用するように勧めています．たとえば，出血性疾患がある人，抗凝固薬を服用している人，皮膚感染が見られる人などは，ステロイド注射が適しません．

(効果の程度と注射の頻度)

　前にも述べましたが，ステロイド注射は関節症を治癒させるものではありませんが，痛みや炎症を抑えることができます．痛みは通常素早く緩和され（23～48時間以内），効果は2，3日以内に最大となります．その効果はほとんどの対象者で4週間まで持続し，膝の滲出が見られる患者では3ヵ月まで持続する人がいると研究で証明されています．膝関節では年に4回まで繰り返し実施することがありますが，手関節の場合は通常それよりも少なくなります．今までの調査では，ステロイドを繰り返し使用していると，ヒトの関節症に何らかの変質が起きるとはされていませんが，動物実験では，関節症に関連して関節内に起きる構造的変化を加速させるこ

とが証明されています。

(安全性)

どんな処置を行う場合でも，医師は患者にあらゆる合併症の可能性について説明する責任があります。関節内に注射を行えば，敗血症性関節炎を発生させうる感染を誘導するリスクは免れません。このリスクは比較的低い（1：14,000）とされているものの，症状を悪化させたり，滅多にないことですが死を招くケースもあります。したがって注射は滅菌技術の知識を持った有資格の熟練した医師にしてもらう必要があります。

(副作用)

注射をした後一時的になんらかの炎症が起きて，膝に軽い痛みが再燃することは珍しくありません。これは注射液の溶液内にあるステロイドの結晶に対する関節液の自然な反応によるものです。この副作用は即時的で，永続的なものではなく，冷湿布で治療します。

注射後，わずかですが注射部位の周りに脱色素（皮膚色素が失われる）や脂肪萎縮が進行することがありますが，そのリスクは使用するステロイド薬によって異なります。糖尿病患者には注射した直後の数日間に血糖値が上昇し，血糖値のモニターや食事や薬の調整が必要となる人もいます。

わずかですがステロイド注射の後，一時的に顔面紅潮が現れることがあり，非常にまれですが，潜在的にアナフィラキシー（アレルギー反応）のリスクを伴います。

〈ヒアルロン酸〉

ヒアルロン酸は自然に発生する関節液の成分で，軟骨の中にも見られます。粘性が高いため，関節内で衝撃吸収剤として働き，関節が素早く動くときは瞬発力を貯え，ゆっくり動くときは潤滑油として機能します。軟骨の健康を維持する役目もあると考えられています。関節症の関節ではヒアルロン酸の自然発生が抑えられ，粘性が損なわれてしまうことがあります。

ヒアルロン酸を直接関節に注射すると，失われた分が補充されるので，関節の痛みが和らぎ，機能が改善されます．最近の調剤は1コースにつき1，2回だけで十分ですが，初期のものは毎週3〜5週間続けて注射する必要がありました．

〈どんな人に適しているの？〉
　繰り返しになりますが，ほとんどの調査は膝関節に焦点が当てられており，最も有効なのは，軽症から中等度の関節症患者であることがわかっています．腫脹がみられると，この注射があまり効かないとも言われています．早期指標では肩関節症に有益らしいとされていますが，股関節と肩関節に有効か否かを評価するにはさらに詳細な研究が必要です．

〈効果の程度〉
　ヒアルロン酸注射は，関節症を治癒させるものではなく，症状（痛み，腫脹，こわばり）を抑えるために使用されます．通常は2〜5週間で効果が出はじめ（個人差はあります），5〜13週間ぐらいで安定します．効果は6ヵ月間ぐらい持続し，抗炎症剤と同程度の効き目があるとされています．

〈安全性〉
　ヒアルロン酸の短期使用に関する合併症の報告はありませんが，その使用に対する長期的な効果を確立し，何らかの解剖学的な利益と不利益を調べる研究が必要です．他の関節内注射と同様に，関節に若干感染症が起きるリスクを伴います．

〈副作用〉
　注射した直後に痛みが強まる人や，初回や2回目の注射で関節の痛み，腫れ，ほてりが悪化する人が10％程度います．これは使用された薬の種類にもよりますが，注射薬に対する免疫反応として，また，たとえば膝や針の角度など，使用された技術の結果生じることもあります．副作用は短期的なものが多く，冷湿布，安静，鎮痛剤で治療します．

〈まとめ〉

　関節内注射は関節症の管理，とりわけ膝関節症の管理に有効と考えられており，米国やヨーロッパでは関節症患者の管理計画に幅広く使用されています。

　ステロイド注射は滲出が見られたり，痛みが再燃していたり，抗炎症剤を使うことができない人に有効です。症状を素早く緩和しますが，効果が持続している期間は長くありません。

　ヒアルロン酸注射は，軽症から中等度の患者に有効で，効き方はゆっくりですが，長期にわたって効果が持続します。残念ながら，かなり費用がかかり，最大限の効果を得るには，1週間ごとに5回程度の注射を必要とします。

　どちらの注射も，最も有効なのは資格のある経験豊富な専門医から治療を受けることです。鎮痛剤，ペーシング，運動療法，健康的な体重を維持することなどとともに，治療パッケージの一環として，注射を使用することも忘れないようにしてください。

8. ペーシングと活動の管理

→ KEY POINTS

- ペーシング（ペース配分）は関節症管理の重要な戦略として使用されている。
- ペーシングには全く費用がかからない！
- ペーシングに従えば，耐え難い痛みを起こさずに活動を続けられるようになる。
- ペーシングを用いれば，大事な活動に参加できるようになる。
- ペーシングは一見簡単そうだが，実際は努力が必要である。
- 慢性疼痛を抱える人の中にペーシングが有効な人がいる。

今まで見てきたように，関節症はさまざまな形で人々を襲う可能性があります。ほんのわずかな不便から，ある程度の不便さを感じる人もいれば，ライフスタイルに多大な影響を及ぼす人もいます。

痛みがなければ，日々の雑事など簡単なもので，家事，職場への通勤，趣味，食事の用意，友人や家族との外出などは，あまり考えもせずに行っている当たり前の活動です。しかし，長期的な痛みを抱えていると，事態は全く違ってしまうことがあります。だんだん自発的に活動できなくなり，娯楽活動はもちろんのこと，毎日の家事でさえ，当人にとっては大きな悩みの種となっていきます。

痛みにあまり変化がみられない人もいますが，多くの人は日によって，あるいは1日のなかでも痛み方に変化がみられることがわかっています。調子の良い日や時間帯には，頑張って動こうとしたり，仕事に追いつこうとするのが人の常で，休みをとらずに「もうちょっとだけ」と無理をして

しまいがちになり、どうしても体調が元に戻るための休養期間が必要になってしまいます。このタイプはしばしば'好調と不調'パターンとよばれ、好調期の後に不調期がやってきます（図14.1）。痛みがあるのに長い間無理をしてしまった結果、痛みがもっと重症になって活動を中止せざるを得なくなってしまい、回復に長い期間を要すようになってしまう人もいます（図14.2）。痛みが出ることを恐れて、日常的な活動のほとんどを避けるようになり、最終的に活動のレベルやフィットネスレベルが極めて低くなってしまう人もいます（図14.3）。こうしたパターンが自分にも思い当たる人がいるかもしれませんし、1つまたは複数のパターンを行っている人もいます。

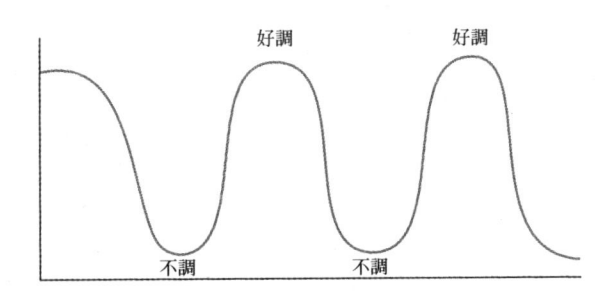

図14.1 '好調と不調'の行動パターン
回復のための休養を取った後に活動レベルが高くなる。

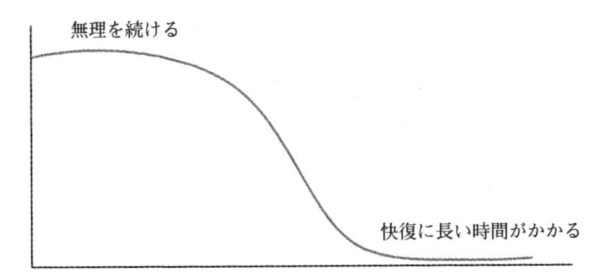

図14.2 '無理を押し通す'行動パターン
痛みが強いのに休まずに活動した結果、長期間の休養が必要になる。

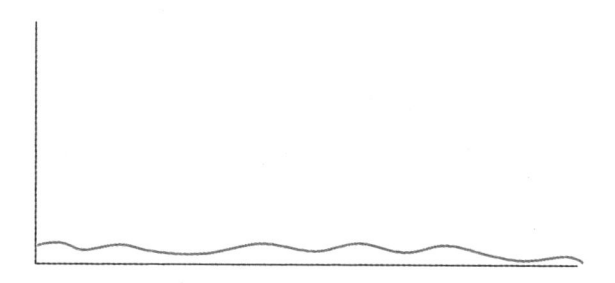

図14.3 '活動の回避'。痛みを避けようとして,ほとんどの活動を避ける。残念ながら,意図に反して,フィットネスが失われ,こわばりや痛みが増してしまう。

〈異なる行動パターン〉

残念ながら,'好調と不調'のパターンと'無理を押し通す'パターンを続けていると,だんだん活動できる期間が短くなり,休養や回復のための時間が長くなっていきます。こうした行動パターンに伴って,患者は以前から行っていた活動の一部を止めてしまい,気分が落ち込み,フィットネスが損なわれ,社会的に孤立していくことが珍しくありません。以前に比べて今では活動の量がめっきり減ってしまったことを認めざるを得ない人もいます。

〈ペーシングってなに？〉

ペーシングは関節症を治癒させるものではありません。それは患者の活動を管理しやすくするために使われる言葉です。ペーシングでは活動を管理しやすい小さな単位（まとまり）に分けて,違うタイプの活動に差し替えたり,休養期間と組み合わせたりします。ペーシングの目的は,好調や不調の波が現れたり,活動量が減ってしまったり,痛みが増幅してしまう悪循環を毎度繰り返すことがないように,日常の生活レベルを一定に保つことです。ペーシングに従えば,調子が良い日であろうと悪い日であろうと,何らかの活動ができるはずです。ペーシングを習得している多くの人は,時間経過に従ってだんだんと達成できるようになり,痛みが再燃することが減っていくのを実感します。何歳であろうと,患者ならいろいろな

活動性が安定している

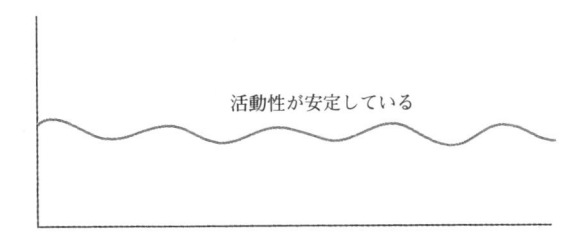

図14.4 'ペーシングを用いた場合の行動パターン'
活動のレベルが一定に保たれるので,痛みが再燃しなくなり,回復のための時間を取る必要がなくなる。

方法で,ペーシングにチャレンジしてみるべきです。

〈ペーシングの方法〉

ペーシングを効果的に行うために,いろいろな方法が考えられます。

(ベースライン)

最初にベースラインを設定します。痛みが断続的に現れる人にとっては,痛みを起こさずに活動ができる時間の長さであり,痛みが一定の人にとっては,痛みが不快なレベルに達しない時間の長さとなります。たとえば膝,股関節,脊椎の関節症の人なら,どれくらい長く座っていられるか,立っていられるか,歩けるかなどでしょうし,指,手関節症の人の場合は,何分間ジャガイモの皮をむいていられるかとか,編み物ができるかなどかもしれません。肩関節症のベースラインは,どれくらい長く腕を上げていられるかとか,車の運転ができるかなどを確認することなのかもしれません。

一度設定してしまえば,活動したり,その日の計画を立てたりするのに,その後はベースラインを利用することができます。たとえば,膝関節症があり,歩行のベースラインが10分間だとわかっているなら,どんな場合でも10分間以上は歩かないようにします。歩く動作には,もちろん芝刈り機を押すことや,掃除機をかけるといった活動も含まれることを忘れずに! ベースラインが便利なのは,柔軟に設定を変えられる点です。もし

10分間の歩行で痛みが起きたり，増したりするなら，ベースラインをもっと短くすればよいですし，同様にベースラインが短すぎる時は長くすればよいのです。ベースラインはあくまでも痛みが起きたり増したりしないためのものなので，痛みが起きたり増したりする手前の時間に設定する必要があります。調子のよい日と悪い日で（多くの人がそうですが），ベースラインが変化することがあるなら，どんな場合も低いベースラインから始めた方がよいので，問題が起きてしまってがっかりするよりは，ベースラインを低めに設定しておいて，そこから高くしていきます。

ベースラインの算出に違った方法を用いるセラピストもいますが，単純な方法が最もよいでしょう。時間が経過しても，ベースラインに変化がみられない人もいれば，徐々にベースラインを高く設定できるようになる人もいます。ベースラインはあくまでも，「**無理をし過ぎて，痛みが出ないようにするためのものだ**」ということを忘れないようにしてください！

〈毎日，毎週の活動をはっきりさせる〉

次のステップは，日常の活動パターンを調べることで，一般的には毎日

表14.1 行動パターンの特定に役立つ日誌

	月曜	火曜	水曜	木曜	金曜	土曜	日曜
起床							
朝食							
	家中掃除機をかける						
	寝室とバスルームの掃除						
昼食							
	食料品店						
	夕飯の用意						
	芝生を刈る						
夕飯							
	痛みが出て休憩を取る						
就寝							

の出来事や活動の日記つけることが助けになります。きつい家事を午前中にすべてやってしまって，午後はやることがなくて暇だということに気がつくかもしれません。歩く活動が週末に集中しているとわかることもあるので，週単位で活動を評価する必要もあります。こうした簡単な作業を行うだけでも，活動を振り分けたり，織り交ぜたり，組合わせたりすることができるようになるはずです。たとえば，家事をすべて午前中にやってしまわずに，時間帯を1日に拡張して家事を分散して行うこともできますし，ガーデニングをたった1日で全部やってしまう代わりに，毎日少しずつ行うこともできます。

〈活動を差し替える〉

　ペーシングとは，主に活動を管理しやすいまとまりに分けて，タイプの違う活動と組み合わせることです。どんな活動でも一定の動作と関係があり，どの動作がどの活動に相当しているかを確認することが大切です。以下は特定の動作の例で，それに関連した活動をリストにしてみました。

　どんな活動がしたいのか，またその活動にはどんな動作が含まれるのかを考えてみましょう。1回やってみると，タイプの違う活動を組み合わせることができますし，同じ動作の活動が2つ続かないようにすることも可能になります。

- 歩くこと（買い物に行く，ゴルフをする，掃除機をかける）
- 立っていること（アイロンをかける，洗濯物を干す，食事のしたく）
- 座っていること（車を運転する，テレビを見る，トランプをする，読書をする）
- 階段を上ること（映画館で，公共交通機関で）
- 横になっていること（日光浴をする，寝ている，テレビを見る）
- 上腕と肩を使うこと（車の運転をする，ゴルフをする，髪の手入れをする）
- 手を使うこと（握る，編み物をする，果物や野菜を切ったり，剥いたりする）

【計画を立てる】

　毎日や週ごとの活動計画を立てるのが，他の人よりうまい人がいます。つまり計画的な人もいれば，行き当たりばったりで，痛みのレベルに応じて，その日の活動はその日になって決めるという人もいるということです。洗濯は月曜日，買い物は火曜日というように，昔からの習慣から抜け出さない人もいます。違う活動を織り交ぜたり，組み合わせたりして，毎日の計画や週単位の活動を事前に立ててみると役に立ちます。よく調べてみると，昔ながらの習慣が役に立っていないとわかることもあります。毎日の，または週ごとの計画を立てるための時間を確保して，毎日の計画には休憩やくつろぎの時間を取り入れることも忘れないようにしましょう。

①休憩を取る

　病気の管理に休憩が果たす役割は大きいので，毎日の計画には休憩を確保する必要があります。休憩は計画的で，長すぎないものが適切です。5～10分を適正な時間として勧めている人もいます。立っていることや歩くことに問題があるなら，座ることが休憩に当たるかもしれませんし，車の運転に問題があるなら，サービスステーションに立ち寄ることがそれに相当するかもしれません。休憩は1日のいろいろな場所に，タイミング良く組み入れるのが良いでしょう。ペーシングがきちんとできているなら，痛みを緩和するのに休憩を用いる必要はありません。

②くつろぐ

　くつろぎの時間も毎日の習慣の一部として取り入れ，痛みが再燃してしまった時の最後の手段として用いるべきではありません。多くの人はくつろぎの時間を取り忘れてしまいがちですが，毎日の計画の中に組み込んでしまえば，忘れることもなくなるはずです（Part. 2　10章，思考と感情を参照）。

③優先順位をつける

　「やらなくてはいけないことがたくさんあって，1日24時間では時間が足りない」という言葉をちょくちょく耳にします。先にやるべきことと，

後に伸ばしてもよいことの優先順位をつけてみましょう。今週中に片付けてしまいたいことのリストを作って，重要なものに印を付けます。たとえば，空き部屋に掃除機をかけることより，孫たちを学校まで迎えに行くことのほうが大切かもしれません。今日何が何でもしなければいけないこと，明日まで待てること，いつでもよいことをはっきりと区別することが助けになります。優先順位をつけてみると，毎日の生活からストレスが解消されていくのがわかるでしょう。

（問題を解決することと妥協すること）

　計画を立てたり，優先順位をつけたりすることが必ずしも役に立たない時は，問題を解決してみましょう。そのためには，ばかばかしいことから，本当に役に立つことまで，さまざまな問題克服法について頭を巡らしてみます。たとえば，週末に大勢の友人が集まるパーティーがあるけれど，食事の配膳に長時間立っているのがつらいと思うなら，外食したり，事前に料理を作って冷凍しておいたり，出来合いの食べ物を用意したり，簡単なサラダで済ますことなども考えられます。クリスマスの買い物に行く時，長時間並んだり，歩いたりするのが心配なら，お店が空いている曜日にしたり，ゆったりとしたショッピングモールを選んだり，タクシーを利用したり，友達と一緒に出かけたり，インターネットや通信販売を使うことなども考えてみましょう。

　どんなことが難しく，何が心配であっても，代わりになる活動について考えてみましょう。ゴルフの18ホールでプレーするのが負担なら，9ホールにするとか，9ホールでも多すぎるのなら，その時は5ホールにして，後で仲間とバーで落ち合うとか。簡単な答えや完璧な解決法はないかもしれませんが，なんらかの妥協策が見つけられるはずです。そうすることで，まだやれる仕事が見つかったり，活動を通して喜びを得ることもできるはずです。

　スポーツや趣味が好きな人が痛みのため活動に参加できなくなってしまうと，大きなものが失われたように感じられるかもしれません。その解決策として，関節にあまり負担のかからない趣味やスポーツに変えてみるという手もあります。趣味やスポーツのどの点に楽しみを見いだしているの

かについても自問してみましょう。楽しいのは運動やスポーツ自体なのか，チームの一員だという感覚なのか，定期的に行う友人との会合なのか？活動にどんな価値を見いだしているかがはっきりしたら，妥協したり，代用となる解決策があるかどうかを確認してみましょう。見学をしたり，ローカルチームの監督をしたり，地域クラブの経営に携わったりすることから，まだ楽しみが得られるかもしれません。

(目標を設定する)

前にも述べたように，患者の多くは以前より活動の量が減ってきていると思うようになります。それには，趣味や休暇を止めてしまうこと，友達や家族について行けなくなることなどの身の回りの雑事が含まれます。楽しいことや人生で価値のあることなどのやるべきことを人は簡単に見失ってしまいます。

目標を設定するとは，平たく言えばやり遂げたい活動をはっきりさせ，それを達成するにはどうすればよいかについて計画を立てることです。目標を何も決めなければ，旧態依然のまま事が進んでしまい，人生で多くのものを逃すという結果を招きかねません。したがってまず始めに，自身の目標を決める必要があり，以下のことを目標に上げている人もいます。

- ●家事やガーデニングなど，家の周りのことを1つ
- ●映画館へ行くことや休暇など楽しいことを1つ
- ●人とのお付き合いに関する目標を1つ

人生の中で何が大切かについて考える時間を取りましょう。孫の世話ができることが大事だという人もいるでしょうし，ゴルフをしたり，またしても友達と家の近くのバーで楽しむことが実際大切だという人もいます。もちろん時間経過と共に，もっとたくさんのことを目標に加えても良いのですが，目標を決めるにあたって，多少心得ておかねばならないことがあります。

①具体的なものにしよう

　目標はなるべく具体的に設定しましょう。たとえば，単に「歩行を改善する」とするよりは，「ピクニックをしに森の中を歩く」とか「誕生日プレゼントを買いに孫と買い物にでかける」といった具合に目標を設定します。

②有意義なものにしよう

　目標はあなたにとって意味のあるものでなければいけません。あくまでも自分自身のための目標であり，家族がそうするべきだと考えるものではないのです。

③達成できるものにしよう

　目標は現実的な時間枠の中でできそうなものにすべきです。そうしないと，失敗したり，ガックリ落ち込んでしまうことがあります。

④現実的なものにしよう

　目標は現実的なものにする必要があります。たとえば，「宇宙飛行士になるために80歳で大学に戻る」はあまり現実的とは言えません！

⑤時間

　現実的な時間設定にしないと，目標を達成できなくなってしまいます。

　目標を書き出し，それを小さなまとまりに分けて，目標を達成するにはどうすればよいかについて計画を立てましょう。ベースラインとは，いろいろな活動に対して，今ある制限の中で快適さを保っていられる実際の指標なので，ベースラインが役立つのはまさにこの時です。仮に目標が「クリケットや野球の試合を観戦に行く」ということなら，外出計画を立てる必要があるでしょう。必然的にどのくらい歩くことになるのか。どのくらい座っていなければならないか。飲み物を買いに行ったり，トイレに行くことについてはどうか。階段を登ることはどうか。車を運転していくのか，公共交通機関を使うのか。達成できないとは言わないまでも，多くの目標

と同じで，さまざまな要因を考慮しなければなりません．こうした要因は以前から存在していたはずなのですが，関節症になる前はそれ程重要なものではありませんでした．目標を小さなまとまりに分けてみれば，前もって練習の必要があることや整理する必要のあることが見えてくるはずです．

〈ペーシングを阻むもの〉

頭の中ではペーシングなんて簡単に思えるかもしれませんが，実行するとなると，月並みなさまざまな要因に阻まれて，なかなか難しいとわかります．

(習慣)

習慣とは深く考えずに，無意識にやっている行動のことです．中には非常に意味があって，役に立つ習慣もあります．たとえば，車のシートベルトをする習慣は，急ブレーキをかけたときにけがをしないで済むでしょうし，夜寝る前に歯を磨く習慣は虫歯の予防につながります．しかしよく考えてみると，全般的には実際それほど重要ではない習慣もたくさん見つかります．たとえば，掃除機をかけるときにいつでも重たい家具を全部移動させるとか，その週の洗濯物を1日にまとめてやってしまうなどです．

ペーシングを始めてみると，多くの人が邪魔になっている習慣があることに思い当たります．「それは意味のある習慣なの？」「どうしてその方法にこだわっているの？」「習慣を変えても，同じ結果が得られるの？」と自問してみましょう．問題を解決し，習慣を変えることで，ペーシングが可能となり，まだ目標が達成できるとわかることもあります．

(期待)

私たちは皆努力する基準とか期待を持っていて，ペーシングはこれを阻むものだと感じてしまう人がいます．妥協についてはすでに述べましたが，妥協はある状況においては意味があっても，やり遂げるとなると簡単にはいきません．何かを諦めたり，次善策で我慢するように感じられてしまう

人もいます．目の前の活動は痛みという壁を突き破って，痛みが再燃しても構わないぐらい価値のあるものなのかをよく考えてみることです．

(時間)

現代社会に生きる私たちは，仕事でも，友人や家族の関係においても忙しい生活を送っているので，活動を管理しやすいまとまりに分けるといった悠長なやり方では，やるべき仕事が満足に達成できないと感じる人がいるかもしれません．実際仕事をやり遂げるのに，以前に比べると多少時間がかかるようになるかもしれませんが，'好調と不調'のパターンとは対照的に，もっと一定のレベルで仕事ができるようになるはずです．交通量の多い場所で交通信号制御機が，ラッシュアワーに選択する方法には2種類あるといいます．1つは最高速度を出させる方法で，これによって列や不通が起きますが，もう1つはゆっくりとした一定の速度で車を流す方法で，これにより車が自由に流れるようになります．結果的に目的地に着くまでにかかる時間は同じかもしれませんが，後の選択をした方がストレスは少なくて済むでしょう．

(家族と友人)

家族や友人の中には，患者が活動を小さなまとまりに分けているのを見ていてイライラしてしまい，口を挟んだり，代わりに全部やってしまおうとしたり，ついには堪忍袋の緒が切れて，プレッシャーをかけ，再び痛みを起こさせてしまったり，完全に自分の言いなりにさせようとする人さえいます．日常的な仕事や習慣を変えれば，当然周りの人達にも影響します．これに対する答えは，周りの人間に「ペーシングに挑戦している」ということを理解してもらい，「ペーシングをすれば，痛くならないで活動が続けられる」ということをきちんと伝えることです．その結果，家族や友人があなたのペースで仕事することを認めてくれるようになればよいのです．

(まとめ)

ペーシングは，疼痛管理の分野で広く教えられており，耐え難い痛みに

見舞われたり，長期間の休養を余儀なくされることなく，日常の活動を続けられるという点で，極めて有効であることが証明されています．目標を設定してから，ペーシングのテクニックを使えば，患者は全員自分にとって価値がある活動を続けられるようになります．

　ペーシングは単独だけでも有効ですが，薬物療法，注射療法などの痛みを管理する他の戦略と組み合わせれば，さらに治療効果が高まるので，そのように用いることが大切です．

9. 装具の使用とその他の治療法

〈熱感と冷感〉

　治療に熱感や冷感を使用するかどうかは，医師か理学療法士に相談してから決めましょう。温かいお風呂やシャワーなどの湿式加熱や，痛む関節の部位に約15分間のせる加温パッドのような乾式加熱を使用すると，痛みが和らぐことがあります。アイスパック（または冷凍野菜の袋）をタオルで包んで，傷む部位に約15分間あてると，腫れが引いて，痛みが治まる可能性があります。血行不良の場合は，コールドパックを使用してはいけません。

〈経皮的電気神経刺激〉

　皮膚の下にある神経末端の痛みの部位に，小型の経皮的電気神経刺激（TENS）装置で弱い電気刺激を加えると，関節炎の痛みが和らぐことがあります。TENSは神経に高周波電気刺激を生み出すことによって作用するようで，脳に伝わる痛みのメッセージを狂わせ，痛みの感覚を変化させます。

〈歩行支持装具〉

　股関節症や膝関節症のため，歩いている間持続的な痛みに悩まされている患者が，痛む関節の反対側の手に持っている杖について考えてみましょう。杖は関節にかかる力を減らして，股関節や膝関節症の痛みを和らげてくれます。両下肢（片側だけでなく）が関節症なら，負荷を均等にするた

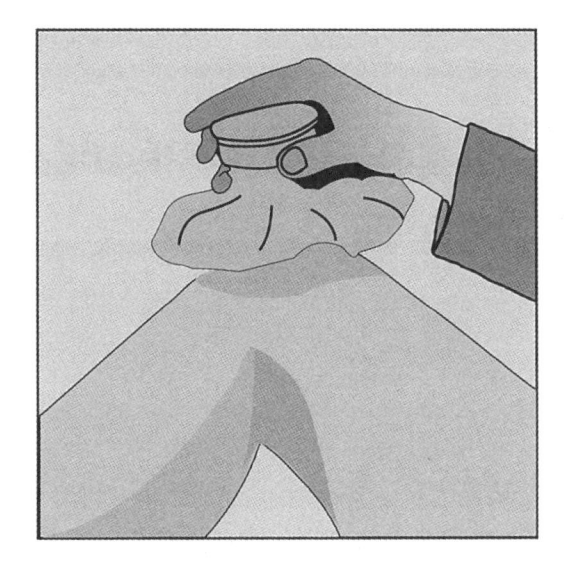

150 Part.2 変形性関節症の管理

図15.1 患部を温めたり，氷で冷やすと痛みが大幅に和らぐことがある。

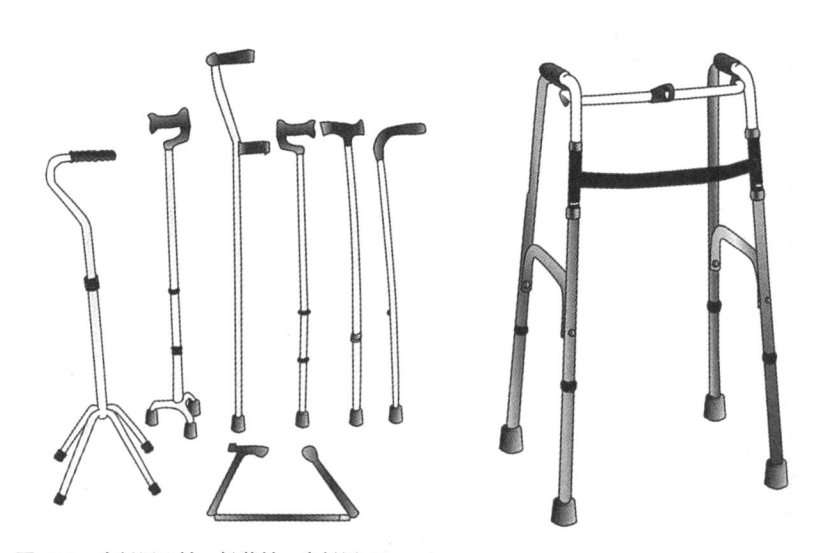

図15.2 歩行用の杖，松葉杖，歩行用フレーム

めに，歩行器/フレームを使うとよいでしょう。
　体重を歩行器に均等にかけて直立するのが，このスタンドを快適に使う

ための方法です。歩行器はほんの少し離して動かすようにしましょう。足を持ち上げ，最初にかかとが床につくように前進します。動くときは膝と足関節を曲げ，足の裏全体が床につくようにします。一歩が踏み終わったら，つま先を床から持ち上げます。再び歩行器を動かすときは，次の一歩のために再び膝と股関節を前に伸ばすようにしましょう。かかとを最初につけ，足を平らにして，つま先から持ち上げることを忘れずに！　できるだけスムースに歩けるよう挑戦してみましょう。急いではダメです。

　杖や歩行器は薬局でも販売されていることがありますが，作業療法士に相談してから，医療機器販売店で購入するのがよいでしょう。

〈膝装具（ニーブレース）〉

　関節症が膝の内側の部位に高い頻度で発症するのは，おそらく歩く時に高まる負荷に関係があるのでしょうが，関節症の進行には力学的な要因が深く関わっています。関節症の発症に力学的要因が大きな役割を果たしていることは明らかなのに，病気と密接な関係を持つ力を軽減しようという試みはほとんど行われてきませんでした。膝装具と踵ウェッジだけが，力の配分を修正しようと試みられてきた2つの治療法です。

　膝関節症では内側の部位が高い頻度で侵されるので，膝を再編成してその部位の負荷を軽減する膝外反ブレースのような治療介入が臨床的に使用されています。膝が不安定な患者にとって，膝外反ブレースや矯正装具には負荷を内側から取り除くというエビデンスがあり，それによって痛みが大幅に緩和され，機能の回復につながります。

〈くさび状足底板（中敷き）〉

　膝の内側にかかる負荷を減らす方法の1つに，靴の中に足底板（中敷き）を敷き，足に加わる負荷の配分を変えることで，膝にかかる負荷を軽減させるというものがあります。特に外側くさび状足底板（内側より外側の方が高い）は，足をまっすぐにすることで，後足の外反が増し，膝内側の負荷が軽減されます。

外側ヒールウェッジ

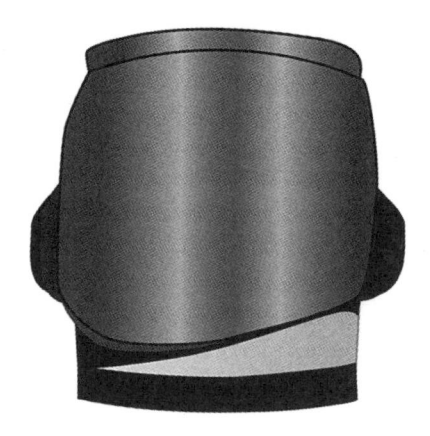

右側の靴

図15.3　外側ヒール（かかと）ウェッジ

　日本の研究者は，このような'くさび状足底版'を内側型関節症の治療法として発明し，試験しており，それを使用すると，踵骨の外反角度が増して（かかとが外に向くので），足がまっすぐになり，膝内側の負荷が軽減されるとしています。
　多くの一般試験やごく最近のコントロール試験でも，くさび状足底板の症候に対する効果が評価されています。初期の研究で，くさび（ウェッジ）は症候に対する短期的な効果をもたらすことが示されました。無作為化コントロール試験によると，足底板で治療したグループは，抗炎症剤の使用量が少なくなりました。裏付けとなる若干の証拠はあるものの，足底板が関節症の痛みに影響を与えるといった決定的な証拠はほとんどありません。

（膝外反装具）
　膝外反装具のコンセプトは，体重がかかっている間，膝に力学的モーメント[7]を適応することであり，ダメージを受けたモーメントに直接的に対抗して，内側部位の負荷を軽減させるものです。図15.4は，右足用膝外反ブレースの1つの例で，3点曲げで機能します。

*7：物体に作用する力が物体を支点（回転軸）0のまわりに回転させる能力

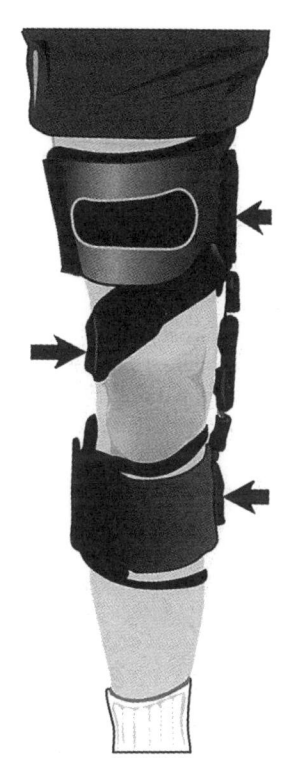

図15.4 内側ヒンジ式ブレースを装着した膝外転モーメント（右脚）
内反した膝を外反する。

　多くの生体力学的研究の中で，膝関節症に関連した多くの問題が膝外反ブレースによって改善されることが実証されています。負荷を軽減する装具は内反膝（O脚）関節症にも有効だと報告している研究もあります。内側型膝関節症の患者に膝外反ブレースを装着すると，痛みと機能において臨床的に大幅で迅速な改善が見られることがこれらの研究で証明されています。膝外反ブレースのグループは，12週間で約50％に有意な痛みの軽減が確認され，これが24週間持続しました。この症状の改善を相対的に見てみると，抗炎症剤のほとんどの研究で痛みの約15〜20％が軽減するのに相当します。一般的に装具の効果はそれらを装着している間だけに限られるので，最新式の装具は弾力性に優れたものにデザインされています。

従来のものは大き過ぎたり，かさばったり，洋服の下に着けづらかったりして，使用にあたり装着に問題があるものが多くありました。そうは言っても，装具は痛みに関して非常に効果があるように思われ，最新式のブレースは従来の技術が持っていた多くの欠点を克服する可能性を持っています。

〈膝蓋骨のテーピング〉

　理学療法士は，膝痛の短期間または断続的な治療法として膝にテーピングを行います。膝のテーピング（**図15.5**）は膝蓋骨の配列を改善し炎症を起こした軟部組織の負荷を軽くすることで，痛みを緩和すると考えられています。膝の治療用テーピングは，関節症患者の痛みや身体障害の管理に有効であることが最近の試験で証明されています。

〈手用ブレース〉

　第一指手根中手関節（親指の付け根）のスプリントには，ネオプリン製（合成ゴム）の組み立て式のもの（**図15.6**）が好ましく，作業療法士が斡旋してくれるか，店頭で購入できるものもあります。親指のスプリントは

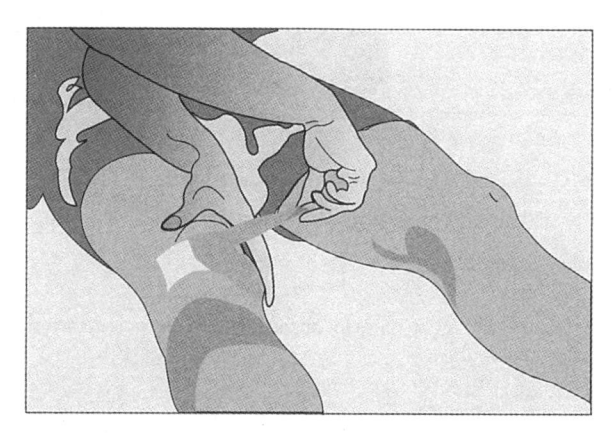

図15.5　膝蓋骨にテーピングを行うと，膝関節症の症状が改善するとされている。

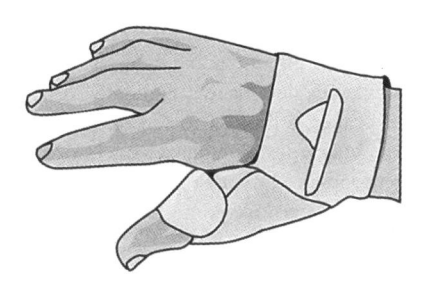

9. 装具の使用とその他の治療法　155

図15.6　手ブレース

急性症状が治まるまでずっと装着し続けるか，激しい活動をしている間だけに装着します。

10. 思考と感情

➡ KEY POINTS

- 毎日の生活の中で思考と感情が1つの役割を担っている。
- 関節症患者に不安や時々うつ病を引き起こすようなネガティブ（否定的）な感情が起きるのは当然である。
- 不安やうつ病は一連の治療薬を用いれば十分に対処することができる。
- こうした感情に対応しないと，関節症がさらに管理しづらくなる。

　私たちは普段さまざまな思考や感情を抱きながら日常生活を送っています。こうした思考や感情に中には，ネガティブな（否定的，消極的）ものや，ポジティブな（肯定的，積極的）ものがあり，生活の中の出来事を思考や感情といった形で処理しながら暮らしています。関節症のような慢性疾患と診断されたときには，さまざまな思考や感情が頭を駆け巡ります。「どうして自分が？」「どうして完全には治らないの？」「将来は車いすになってしまうの？」「病気とはどう向き合っていけばいいの？」などです。それらは怒り，恐れ，心配といった無力感につながります。簡単な仕事さえできなければ欲求不満が募って，趣味や好きなことが続けられないと嘆き悲しみ，「家事を手伝って！」と頼むことに罪悪感を覚えて，次第に頼りなさを感じるようになったり，自分自身を無価値な存在だと思うようになっていきます。

　関節症だと告知されたときには，このような思考や感情が起きて当然だという人もいます。多くの人の場合，これらは長くは続かず，生活に多大な影響を与えることもありません。しかしこうした思考や感情が持続して，

無力感が強まり，関節症の管理にも影響を及ぼすようになり，痛みを強く感じるようになる人もいます。思考や感情は，病気の経過そのものと同じく重要で，弱点とみなすべきものではありません。

（思考ってなに？）

1日中何かをしている間，脳は何かしらのことを考えています。思考は頭の中にしゃべり言葉として現れます。たとえば「あの人達は私のことが好きみたい」「そのチョコレートケーキはおいしそう」「これを着ると太って見えるかしら」などです。思考にはもともとネガティブなものとポジティブなものがあり，自分自身についての感じ方にも影響を与えます。

（感情ってなに？）

感情とは私たちが抱いた思考の結果です。私たちはさまざまなネガティブ感情やポジティブ感情を経験することがあり，たとえば，喜び，幸せ，悲しみ，恐怖，心配，怒り，嫉妬などはほんの一部です。誰かに好かれているのなら浮かれた気分になるでしょうし，チョコレートケーキを食べたとしたら，気がとがめるかもしれません。

（行動）

感情は行動の仕方に影響を与えます。たとえば，「歯科医に行く」という考えがポジティブなものなら，歯をきれいに磨いて，定期的に歯科検診をしてもらいに行くはずです。しかし，歯科医のいすを思い浮かべるだけでも，恐怖心が起きるなら，態度は全然違ってしまい，痛くてどうしようもなくなるまで，歯科医には行かなくなってしまいます。

（思考，感情，行動にはどのような関連があるの？）

思考は感情に影響し，感情は行動に影響します。行動の仕方は思考過程に影響して，悪循環が開始されます（図16.1）。

思考
'誰からも好かれない'

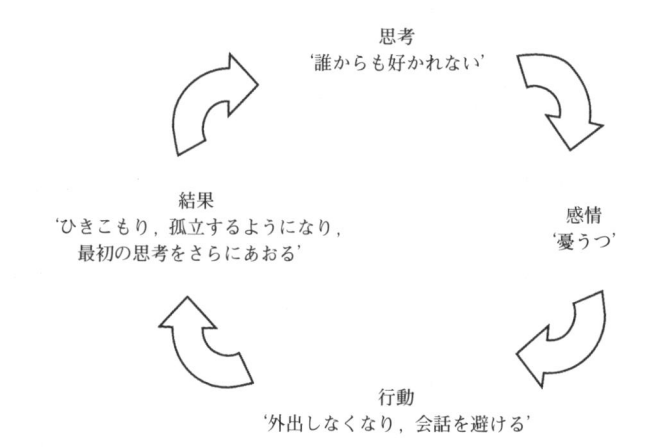

結果
'ひきこもり，孤立するようになり，最初の思考をさらにあおる'

感情
'憂うつ'

行動
'外出しなくなり，会話を避ける'

図16.1　関節症と診断された時に起こりがちな思考と感情

〈関節症と診断された時に抱きがちな思考と感情〉

「命に関わる病気なのかと思った」とか「痛みの理由がこれでみんなにわかってもらえる」とか，関節症と診断されてホッとする人がいます．しかし，関節症と診断されてからしばらくの間は，怒り，否定，心配といった頼りない感情を抱く人が大勢います．

(怒り)

怒りを感じるのにはさまざまな理由があります．治らない病気であることに対する怒り，医師に対する怒り，好きなことや趣味を続けられないことに対する怒り，関節症で人生が狂ってしまったという怒りなどです．

(否定)

初めは「自分には関係がない」とか「別の病気だろう」など，関節症であることを認めない人がいます．しかし時間が経つにつれて，こうした否定が，管理戦略の妨げとなっていきます．この考えにこだわり続けていれば，結果的に機能を失うこともあります．

(心配)

　関節症と初めて診断されたとき,「徐々に悪化していくんだろうか？」とか「自分には管理しきれないのでは……」とか,患者はいろいろな心配や疑念を抱きます。

〈うつ病と不安〉

　今述べたようなネガティブな考えをため込んでいると,うつ病や不安などもっと不快な感情が募ってしまうことがあります。関節症のような慢性疾患を抱えている患者には,このような2つの感情がよく認められます。診断に先立って,うつになったり,不安になったりする人もいます。

(うつ病と関節症)

　ここで述べるうつ病のタイプは,単極性うつ病で,双極性うつ病（躁うつ病）とは異なるものです。残念ながら,うつ病は今なお患者が話したがらない病気ですが,決して珍しいものではありません。総人口の約19％がうつ病になり,関節症患者の3分の1までが程度の差こそあれ,ある程度のうつ状態にあると考えられます。したがって,医師が比較的よく目にする病気です。40歳以前にうつ病を経験したことがある人は,関節症で経験するような慢性疼痛の発症によってうつ病が再発しやすいと調査で証明されています。

(うつ病のサインと症状)

　人間なら気分のよい日や落ち込む日があるのは,ある意味当然ですが,これだけでうつ病と診断されることはありません。全人口の約65％が,人生のある時期に気分の落ち込みを経験しています。ここ2週間の間に短期的にうんざりした気分の時期があったことを思い出せる人がほとんどでしょうし,ハイ（高揚した気分）を経験するために,人生においてロウ（気分の落ち込み）があることは不可欠だという人もいるかもしれません。

　うつ病は痛みと同じで,人によって感じ方や経験に大きな違いが見られますが,一般的には,絶望感,寂寥感といった憂うつな感情が持続するこ

とです。重症度は，気分が落ち込むといった軽症なものから，すっかり自信を喪失して，自分には価値がないと思い込み，人生を終わらせたいと考えるような重症なものまでさまざまです。以下の症状が見られる場合，専門医はうつ病と診断します。

* ここ2週間（それ以上）にわたって，気分が落ち込んでいるか，日常的なことに興味や楽しみを失った状態が続いているに加えて：
* 過去2週間にわたり，ほとんどの日で以下の4つの症状に当てはまる。
  ・疲労感とエネルギーの喪失（楽しい作業を行う気が失せる，昼の睡眠）
  ・夜寝られない，早く目が覚める（痛みのためではなく），昼間の過度の睡眠
  ・神経過敏（友人や家族に対してぴりぴりしている）
  ・集中力の減退と決断不能（職場で，または家庭で）
  ・食欲や体重の減少または増加（減量，食べて慰める）
  ・過度の罪悪感，無価値感（「自分はいい親ではない」「自分は何もできない」）
  ・病的思考（自殺念慮，自傷思考）

* このリストを読んで，うつ病の症状に当てはまると思う場合は，主治医に受診して，それについてよく話し合うことが大切です。

（うつ病が関節症に与える影響）

前にも述べたように，思考や感情は行動にも影響を与えます。治療を受けないままだと，関節症からくる痛みや不快感がうつ病のために強まり，生活自体にも影響してきます。**図16.2**はこのことを表しています。

〈不安〉

（不安ってなに？）

不安とはある状況に対する人間の自然な反応です。歯科医に行くときは不安になる人が大勢いますし，学校のコンサートで子供が発表するのを見ているときは，親はなにかしら不安な気持ちになるでしょうし，兵士は戦場に向かう前に不安に襲われます。不安とは，戦ったり，逃げたりする（とどまって立ち向かうか，逃走するか）ような危険や不快な状況に対し

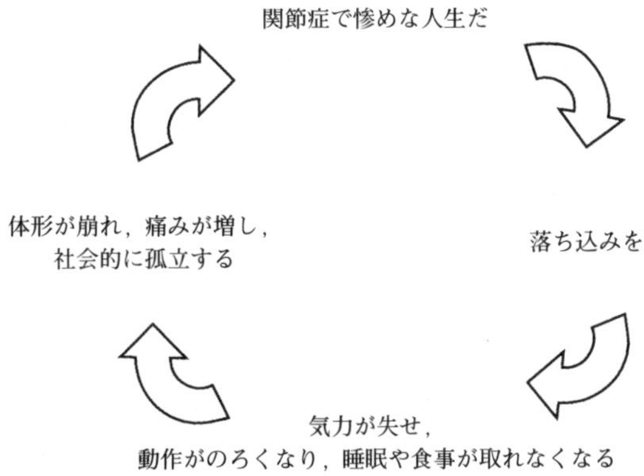

関節症で惨めな人生だ → 落ち込みを感じる → 気力が失せ，動作がのろくなり，睡眠や食事が取れなくなる → 体形が崩れ，痛みが増し，社会的に孤立する →（繰り返し）

図16.2　関節症によるうつ病の影響

てあらかじめ身をならしておくために，自然に備わった防御機構のことです。不安は毎日が生存のための戦いだった原始の日々に由来していると考えられます。すなわち，ライオンや狼から逃走したり，熊と戦うには生理学的な変化を必要としたのです。

したがって不安自体に問題があるのではなく，むしろ生存したり，ある状況に適応することを助けるものなのです。しかし差し迫った危険がないのに，まだ心配を感じたり，不安の症状が続く場合は，問題となることもあります。恐怖症やパニックを含む不安の特殊なタイプや一般的な不安障害には，専門医による治療が必要なので本書では扱いません。

(不安のサインと症状)

感じた脅威に反応して不安になると，体はアドレナリンというホルモンを放出します。アドレナリンは戦いや逃走に備えて，体の各部位にさまざまな働きを引き起こします。不安の身体的症状については，図16.3を参照してください。

(不安と関節症)

不安に駆られた人が，もっと悪いことを想像したり，まだ起きてもいない事態を懸念したり，処理できないのではないかと心配することは珍しく

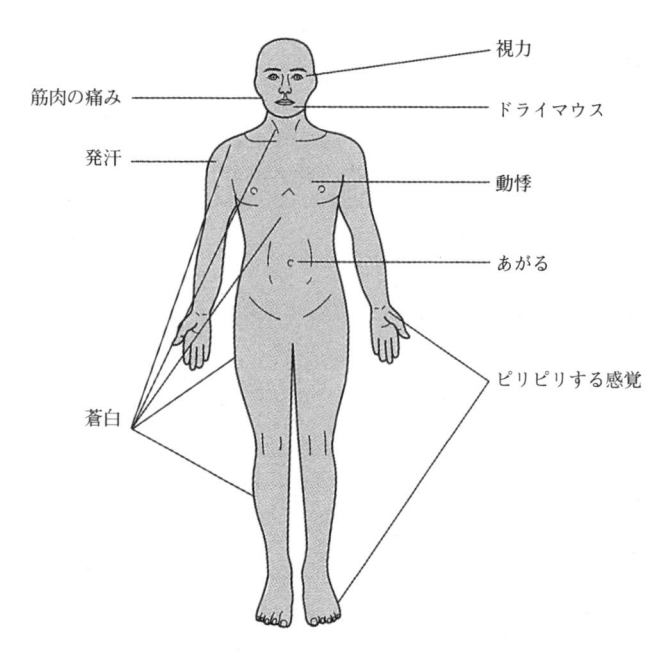

図16.3 不安が体に及ぼすことがある身体的影響

ありません。「どうして自分が……？」とか「とても対処しきれない」といった心配事が，受け入れがたいレベルの不安に達してしまうこともあり得ます。こうした思考が体に作用して，アドレナリンを放出し，体に不安の症状が現れます。長期にわたって関節症の痛みに苦しんでいる人にとって，不安は身体に大変困った影響を及ぼします。

うつ病と不安の治療

こうした無益な思考や感情を管理するために，自分でもできることや治療法がたくさんあります。その例として以下のものが挙げられます。

- 教育
- 投薬
- カウンセリング
- 認知行動療法
- リラクセーション（緩和法）

理想的には，複数の治療法を組み合わせて使うのが一番効果的です。ど

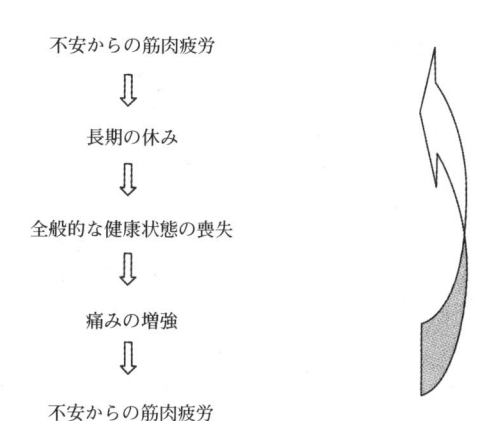

不安からの筋肉疲労
⇩
長期の休み
⇩
全般的な健康状態の喪失
⇩
痛みの増強
⇩
不安からの筋肉疲労

図16.4 関節症による不安の影響

んな治療法を用いるかについては，不安やうつ病のレベルを診断できる医師に相談することが大切であり，最適な治療法についてはその医師が承知しているはずです。

(教育)

　患者は慢性疾患についての知識が増すほど，病気をうまく管理できるようになることが証明されています。うつ病や不安に苦しむ関節症患者は，病気についての情報を提供してくれる医療専門家から大きな恩恵を受けられます。関節症とはどんな病気なのか，どのように進行するのか，サインや症状，自然経過について理解することが助けとなります。これを知っていれば，今後経験するかもしれない何らかの不安に対処できるようになるはずです。関節症関連のあらゆる情報を提供してくれるクリニックや電話相談ラインを備えているセンターもあります。こうした講習会をグループ単位で行っているところもあれば，1対1で行っているところもあります。

　地域によっては，疼痛管理プログラムを利用することもでき，関節症などの慢性疼痛疾患の管理に対応しています。こうしたプログラムは多職種からなる医療専門家のチームによって運営されており，思考や感情を疼痛管理上の重要な要素として扱っています。プログラムでは痛みを治癒させることではなく，痛みをどのように管理するかに焦点が当てられ，その有

効性が証明されています。

インターネットは全く新しい情報の形を開拓してきました。関節症に関するさまざまなウェブサイトを数多く利用することもでき，有用な情報を提供しています。しかし，ネット情報の中には患者に誤解を与えたり，不正確なものもあるので，医師は注意して選択することを勧めています。本書の巻末には有用なアドレスが掲載されています。関節症に関する情報は，ARC（関節炎研究キャンペーン）やOARSI（国際変形性関節症学会）などの，認可団体から得ることもできます。これらの組織は非常に正確で有用なチラシや連絡先を提供しています。

〔うつ病や不安に使われる抗うつ薬〕

中等度から重症のうつ病には，薬剤の使用をお勧めします。薬はうつ病の約70％相当の人に非常に有効とされていますが，病状の治療に使われる多くの薬剤と同じで，一人一人にちょうどよい量の最適な薬が見つかるまでにはしばらく時間がかかります。処方箋で出してもらえる抗うつ薬には主に3つのグループがあり，それについては**表16.1**を参照してください。

主治医は患者の過去や現在の病歴と現在服用している薬剤を考慮しながら，最適な抗うつ薬について説明するでしょう。抗うつ薬は，禁忌となるもの，薬の相互作用，潜在的な副作用の知識がある資格を持った医師に処方してもらって下さい。

〔三環系抗うつ薬〕

三環系抗うつ薬（TCA）は，30年以上前から英国の市場に出回っており，不安やうつ病の治療に役立つことが証明されています。慢性疼痛にも低用量で使用されています。

〔選択的セロトニン再取り込み阻害薬〕

選択的セロトニン再取り込み阻害薬（SSRI）は，過去15年間市場で販売されてきました。不安と拒食症，強迫神経症，パニック発作などの特異的な疾患の治療にも使用されていて，うつ病と不安の管理においてますます多用されるようになっています。

表 16.1

三環系抗うつ薬（TCAs）	塩酸アミトリプチリン
	アモキサピン
	塩酸クロミプラミン
	塩酸ドスレピン
	ドキセピン
	イミプラミン
	ロフェプラミン
	ノルトリプチリン
	トリミプラミン
三環系抗うつ薬と密接な関係がある	塩酸マプロチリン
	塩酸ミアンセリン
	塩酸トラゾドン
選択的セロトニン再取り込み阻害薬（SSRIs）	シタロプラン
	エスシタロプラン
	フルオキセチン
	フルボキサミン
	セルトラリン
モノアミン酸化酵素阻害薬（MAOIs）と可逆的モノアミン酸化酵素[U34]阻害薬（RIMAs）	イソカルボキサジド
	フェネルジン
	トラニルシプロミン
その他の抗うつ薬	フルペンチキソール
	ミルタザピン
	レボキセチン
	トリプトファン
	ベンラファキシン

（モノアミン酸化酵素阻害薬）

　モノアミン酸化酵素阻害薬（MOAI）は，古いタイプの薬剤です。あらゆるタイプのうつ病に効果がありますが，通常は重症なうつ病に対してのみ使用されています。残念ながら MOAI には好ましくない副作用があり，ある種の食物と危険な相互作用を起こす可能性があるため，現在ではあまり一般には使用されていません。

抗うつ薬に関する Q&A

Q1 抗うつ薬を服用してから，どれぐらいで効果が現れますか？

A ほとんどの患者さんは，改善に2～3週間ぐらいかかりますが，高齢者の場合は6～8週間かかることもあります。効果が現れる前に，「病状が悪化した」と訴える人もいますので，抗うつ薬を服用し始めたら，定期的に医師や看護師に診てもらいましょう。

Q2 服用はどれくらい続けなければいけませんか？

A 今までうつ病になったことがない人は，症状が改善した後でもおよそ4～6ヵ月は，将来の再発を防ぐために服用を続けた方がよいでしょう。過去にうつ病になったことがある人や，うつ病を再発した人は，主治医が長期的に服用するよう勧めるかもしれません。治療を開始するときに，主治医とおおよその治療期間について話し合うことが大切です。

Q3 抗うつ薬には副作用があるのですか？

A はい。多くの薬と同じように副作用が起きる可能性がありますが，薬によって，また人によって違いがあります。それについては医師と治療を開始する前に話し合うべきです。万が一好ましくない副作用が起きた場合は，主治医に相談しましょう。複数の薬を試してみて，やっと自分に一番合った薬がみつかるという人もいます。個々の薬の副作用は，主治医と話し合うのが一番なので，ここでは述べません。

Q4 薬の中毒になってしまう可能性はありますか？

A 中毒になるのが心配で，処方されたうつ病の薬を飲みたがらない人が結構いらっしゃいます。現在言えるのは，抗うつ薬は中毒性ではありませんが，突然止めてしまうと，頭痛，吐き気といった中止後症状が現れる人もいるということです。こうしたこともありえますので，薬を中止したいと思っているなら，医師の診察を受けてください。処方してもらった薬を定期的に服用している人には非常に大切なことです。あなたがもし糖尿病や高血圧の患者なら，きっとそうするはずです。

Q5 セントジョーンズワート（西洋オトギリソウ）ってなんですか？

A これは軽症から中等度のうつ病の治療に近年人気になっているハーブ療法です。しかし，他の薬剤と相互作用を起こす可能性が心配されるため，購入する前には主治医に相談することが賢明です。セントジョーンズワートを処方された抗うつ薬と一緒に服用してはいけません。健康食品店で購入することができますが，成分の強さは品物によって異なることを忘れないようにしてください。

（カウンセリング）

心理カウンセラー（非医療の）と話をすることが功を奏すという人もいます。うつ病や不安な気持ちになる理由が病気以外にある場合は特に有効です。人は年をとるにつれて，誰かの死に遭遇したり，家族がいなくなって孤独に陥りやすくなります。こうした状況が原因となって気分が落ち込むようになります。かかりつけの医師に相談すれば，地域で評判のいいカウンセラーを紹介してくれるはずです。

（認知行動療法）

不安やうつ病が重症で，生活が大幅に脅かされていると医師が判断する

場合，患者を認知行動療法士（CBT）に紹介することがあります。認知行動療法とは主に行動の仕方を変えるために考え方（認知法）を変えることか，またはその逆です。前にも述べたように，毎日の思考や感情は，行動の仕方にも影響を与えて，一つのサイクルが開始されます。CBTの目的は，前向きな考えになれるようにこのサイクルを断ち切ることで，それによってもっと合理的に行動できるようになります。理論上では簡単に思われがちですが，CBTは高度な資格であり，この分野の訓練には長い年月が必要です。

（リラクセーション：リラックス法）

不安の身体的症状（図16.3）を見直してみると，筋肉が緊張して，順々に筋肉が疲労し，痛みが強くなっていきます。したがってリラクセーションの目的は，筋肉の緊張をほぐしてこのサイクルを断ち切り，再び体に活力をみなぎらせることです。

（どんな人でもリラクセーションができるの？）

ほとんどの人はリラクセーションの練習ができますが，たとえば低血圧や心臓病，重症のうつ病か精神疾患の幻覚や妄想の病歴がある人には勧められないこともあります。そうした疑いがあるかどうかを主治医にチェックしてもらいましょう。

（深呼吸：腹式呼吸）

最初に自分の呼吸法について考えてみましょう。呼吸が大切な身体機能であることは明らかで，普段は意識せずに行っています。しかし，詳しく検査してみると，多くの人は肺の下部を使わずに，上部だけを使って呼吸しています。残念ながら，痛みや不安な気持ちがあると，呼吸が浅くなって，ストレス感が加速されてしまうことがあります。1日を通して定期的に深呼吸の練習をすることが必要です。

(深呼吸の仕方)

- 背筋を伸ばして椅子にゆったりと座る
- 肋骨の下辺りの腹部の上部に両手を当てる
- 息を吐き出してから,ゆっくりと鼻から長く息を吸う
- 肺の下部が空気で膨らんでいるのを確認する
- 腹部が手の下で動くだろう
- 短い間息を止めて,ゆっくりと十分に息を吐き出す
- これを繰り返し行う

多くの人は自分の呼吸がどんなに浅かったかに驚きます。

(リラクセーションのタイプ)

リラクセーションにはさまざまなタイプがあり,すばやくできて簡単なものから,長くかなり複雑なものまであります。身体的に筋肉のけいれんや緊張を解きほぐすテクニック(漸進的筋弛緩法)もあれば,心理的に思考を補佐するテクニック(イメージ誘導法)もあります。

(斬新的筋弛緩法)

筋肉には2つの違ったタイプがあります。
① 心臓や眼の筋肉のように自動的に緊張したり,弛緩したりする不随意筋
② ふくらはぎや肩の筋肉のように自分で緊張させたり,弛緩させたりできる随意筋

漸進的筋弛緩法(PMR)の目的は,意識的に随意筋を緊張させたり,緩めたりすることです。筋肉が緊張しているかどうかは,自分で確認するまで気付かないことがよくあります。

- 最長7秒間筋肉を緊張させて,約25秒間緩める
- 約60%まで筋肉を緊張させる(痛みの憎悪を招くかもしれない以上の)

●四肢から始めて，一部分ずつ（同時に全身で行わない！）の随意筋を締めたり，緩めたりしながら体の上部に向けて行っていけばよい。たとえば，足部から始めて，ふくらはぎ，太腿，それから腕，首というように。

練習を積んでいけば，筋肉が緊張していることに気付いた時は，リラクセーションすればよいとわかるようになります。

（イメージ誘導法）
　この種のリラクセーションは大変人気があり，いい夢を見ることと関係があります。海辺や牧草地など，どこでもいいから気持ちのいい場所を想像して，しばらくそこで過ごしている自分自身を思い浮かべます。におい，音，色も知覚するようにします。イメージ誘導法は短くも長くも思い通りの長さにすることができますが，「楽しかった！」と思えることが肝心です。

（気晴らし療法）
　好きな音楽を聞くこと，良い本を読むこと，映画を鑑賞することは，全て気晴らし療法になります。自分の関心を痛みや否定的な感情からそらす働きをしてくれます。

〈リラクセーションを成功させるチェックリスト〉

●自分でもリラクセーションについていろいろと調べてから，一番合っていると思えるものを選ぶ。本，CDなどを使うと役に立つ。
●リラクセーションを幅広く選択する。たとえば，バスの中で数分間あるいは数秒間で行えるもの，休憩の時に10分ぐらいで行えるもの，それから30〜40分続けて行うものなど。いろいろなリラクセーションのバリエーションを持っていれば，どんな状況でも何らかのリラクセーション法が使える。

- リラクセーションは簡単ではない。とにかく「さまざまなテクニックの練習を続けること」そうしていれば，もっと簡単にできるようになる。
- 長時間リラクセーションを行えるような個室を確保して，座り心地の良いイスとベッドを用意する。
- 心をかき乱されないようにする。
- リラクセーションを習慣化して，日課の中に組み込む。
- 日中リラクセーションを行うための休憩を定期的に取るようにする。ストレスがたまってしまう前にリラクセーションを行うようにする。ストレスをためないようにしよう。

〈まとめ〉

　有益や無益な思考や感情が，日常生活の中である一定の役割を果たしています。関節症のような慢性疾患を抱えていると，ネガティブな思考が大きく膨れあがり，行動に変化が現れ，病気を管理する上での妨げとなることがあります。それぞれの患者を評価する際に，良心的な医師なら心配事，不安，気分について必ず尋ね，必要とあれば，手をさしのべてくれるでしょう。誰しも関節症にはなりたくはありませんが，病気があったとしても，まだなお人生に喜びや楽しみを見いだせるはずです。

　ネガティブな感情に陥っているのはあなた1人ではありませんし，現在では有効な治療法やさまざまな治療手段が利用できるということを忘れないようにしてください。

11. 手術

> **KEY POINTS**
> - 従来の治療法では効き目が現われず，痛みや運動制限が見られる時には，治療法の1つとして手術が選択されることがある。
> - 合併症は頻繁に起きるし，術後のリハビリテーションが長くなることも多いので，十分検討をした上で，手術を行うかどうかを決定することが望ましい。

　関節症患者は手術が必要にならない人がほとんどですが，関節症のため関節が高度に破壊され，痛みが激しく，動きがいちじるしく制限されて，従来のどんな薬も効かなくなってしまった場合は，手術となることもあります。手術を行うかどうかは，身体障害のレベル，痛みの強さ，生活が脅かされている程度，年齢，関節症以外の健康問題，職業などによります。現在，関節症のため実施される手術の80％以上が，股関節，膝関節の置換術に関するものです。関節症の痛みを緩和するのに，手術が必要かどうかを決定するにあたり，整形外科医（骨や関節の手術を専門とする医師）が力になってくれます。手術をする目的を以下にまとめます

- ゆがんだり，動かなくなるなどの機械的な症状が現れている場合，関節から骨の緩んでしまった部位や軟骨を取り除く
- 骨の表面を付け替える（なめらかにする）
- 骨の位置や方向を正しく修正する（骨切り術）
- 関節を置換する

手術には，動きの改善，疼痛緩和，関節配列の改善などの効果があります。もちろん手術にはリスクがつきもので，特に関節症以外の健康問題があったり，太り過ぎの場合は，手術中に心臓や肺にストレスが加わる可能性があります。脚に血栓が形成されるリスクもあります。

　関節症のため手術を検討しているなら，心の中には質問したいことがたくさんあるはずです。この章の目的は，選択肢として考えられる最新の情報を提供し，「いつ手術をすればいいの？」「手術にはどんな種類があるの？」「どんな合併症が起きる可能性があるの？」といった最も頻繁に受ける質問に答えることです。

〈手術はいつ行えばいいの？〉

　手術以外の治療法で症状が管理できているなら，手術を受けるべきではありませんが，最大限の治療法（鎮痛剤を服用するなどの薬物療法と同時に，減量，運動，装具を用いた非薬物療法などを含む）を用いても機能や動きが十分に改善されなかったり，関節が構造的に不安定になっているケースでは，外科的な治療介入を考慮してみる必要があります。痛みが受け入れがたいレベル（すなわち休息時の痛みと夜間の痛み）まで進行している場合も，手術の候補者とみなされます。したがって手術の典型的な適応症は，痛みによる衰弱，歩行や日常活動などの機能が大幅に制限されていること，他の治療を行っているのに，睡眠や仕事に支障をきたしていることなどです。

　いちじるしい筋力低下がなく，全般的な体調不良や心血管不良（身体機能と心機能の喪失）が今のところ見られず，医学的に見て手術のストレスに耐えられるなら，手術の候補者としては理想的です。術後に関節の機能を最大限回復させるには，関節症でいちじるしい筋力低下といった合併症が現れる前に，手術を行う必要があります。さらに，手術を受ける前はできる限り体調を整え，手術後のリハビリテーションに備えるべきです。認知症，症状の顕著な心臓病，肺疾患などの重大な障害があると，術後のリハビリが妨げられてしまうので，手術後機能が十分に回復することは現実的に望めないこともあります。

〈手術にはどんな選択肢があるの?〉

関節の手術にはさまざまな種類があります。以下は関節症患者にもっとも一般的に行われる手術についてです。

(関節鏡視下治療)

関節鏡検査あるいは関節内を'視る'ことは,関節を調べたり,時々修復したりするのに使われる外来手技です。医師は関節鏡検査をするために小さな切り口(約5mm)から液が満たされている罹患関節内に観察チューブ(関節鏡)を挿入します。この技術は診断を助けたり,治療したり,小型器具を用いて小さな穴からの手術を行うのに使用されています。

関節鏡視下デブリドマンでは,軟骨の破片を洗浄し,膝の破壊された軟骨を滑らかにします。この種の関節鏡視下手術が膝関節症にどのような役割を果たしているかが議論されています。この手術について適切に実施されたプラセボコントロール試験の中では,症状の改善はプラセボ効果による可能性が高いことが示されました(Moseley et al 2002)。実際に関節鏡視下治療と関節洗浄を受けた試験の参加者がコントロールとなるプラセボ

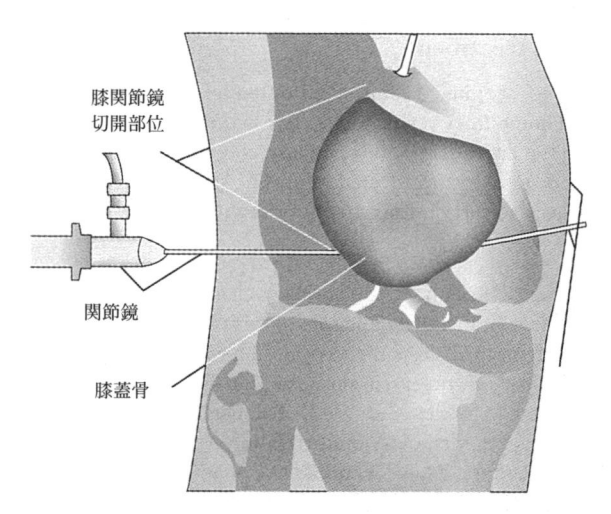

図17.1 膝関節鏡が刺入される切開部位

切除された
くさび状の骨片

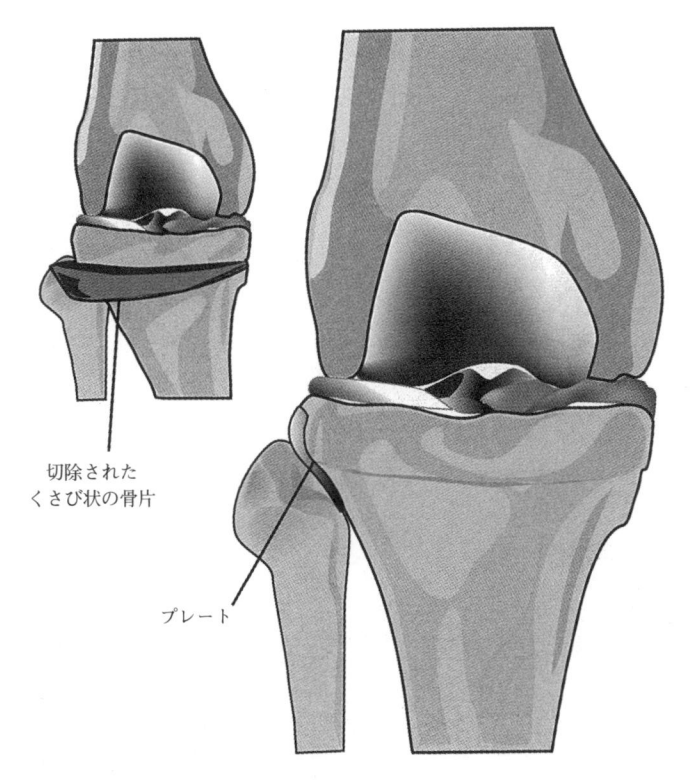

プレート

図17.2 骨切り術で骨が切除され関節の真下がくさび状に空いた膝（左上）と
プレートによって隙間が閉鎖された後の状態

の（偽の）治療を受けた参加者と比較されました。プラセボの手術を受ける患者は、手術室に連れて行かれ、医師は関節鏡視下の模擬手術をしましたが、実際は皮膚に切り傷をつけて、関節洗浄の如く生理的食塩水を注入しただけでした。実際の関節鏡下手術を受けた人と模擬手術を受けた人を比較してみると、改善の程度はほぼ同じでした。

　しかし、膝に遊離体や半月板（膝軟骨のディスク）のフラップ断裂がみられたり、特に膝がロッキングしたり、引っかかったりするなどの、軟骨に機能的な症状が現れているグループの場合は、このような不安定な組織を関節鏡視下で除去すると、関節の機能が改善し、機能的な症状が一部軽減する可能性があります。この手術によって症状が一時的に回復することもありますが、関節症の進行を止めることはできません。したがって、一

部の関節症患者は関節鏡検査が有効な可能性があるとしても，関節症がすでに多関節に現れている場合は，関節鏡視下検査以外の手術の方が有効かもしれません。

関節鏡視下デブリドマン（破片を洗浄し，膝の軟骨を滑らかにすること）は，今なお膝関節症患者に実施される最も一般的な手術の1つです。膝が入ったり，引っかかったりする症状が見られなければ，この手術をしてもプラセボ（砂糖の錠剤など）を服用するのと変わりないでしょう。手術で感染症や脚に血栓ができるなどの合併症が起きるリスクはまだなお残ります。外科医からこの手術を勧められた場合は，症状を管理するのに本当に有効なのかを質問して，その効果と術後実際に起きる合併症（本章の後で解説）のリスクを比較してください。

（骨切り術/再軸あわせ）

長期にわたり関節症を患った結果，ずれてしまった骨や関節構造を再び軸合わせするための手術が行われることがあります。膝の場合，軸あわせ[*8]とは関節症の結果，不均等に破壊されてしまった関節の軸受けを，より健康な軟骨の部位に移して痛みを軽減するものです。この手術は軟骨のストレスを減らして，関節がさらに破壊されるのを防ぎます。骨切り術の間，外科医は罹患関節の近くにある骨の小さなくさび（ウェッジ）を除去します。骨の一部を取り除くことで骨の軸が再編成され，関節中に残っている健康な軟骨の部位がより望ましい位置で接触できるようになります。膝の脛骨骨切り術は関節置換術の変わりに，年齢が若くて活動的な患者にお勧めすることがあります。

最近の骨切り術に関する評論では，この手術で痛みや機能が改善されることが示唆されています（Brouwer et al 2005）。一般的に骨切り術の回復には時間がかかりますが，関節全置換術が必要になる時期を5～10年まで遅らせる可能性を持っています（Naudie et al 1999）。骨切り術は膝関節置換術の時期を先送りにするかもしれませんが，膝置換術が後々必要になったときに，難しい手術になってしまう可能性もあります。骨切り術と膝

[*8]："軸合わせ"は原語ではalignmentである。日本ではアライメントという原語が使われている。

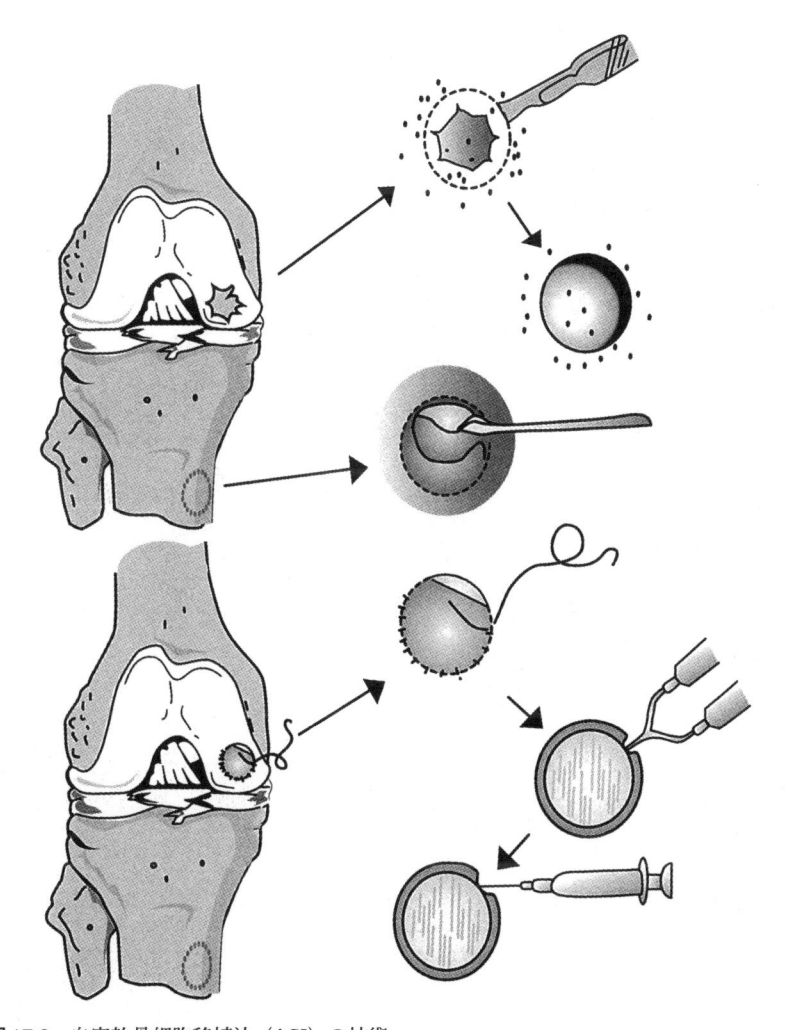

図 17.3 自家軟骨細胞移植法（ACI）の技術。
正常で健康な軟骨細胞が欠損部の周りにあることが条件。脛骨から軟部組織（骨膜）の小さなフラップを取り除いて，欠損部をカバーするフラップに使用する。この骨膜を欠損部の上から縫合し，注入した細胞が漏れないようにシーラント（フィブリン）で補強する。軟骨前駆細胞（発達初期段階の軟骨細胞）を前の手術で採取しておき，6週間培養したもの（'軟骨細胞'と呼ばれる）を，フラップの中に注入する。

関節単顆置換術（1 部分—関節形成術/関節置換術の後の項を参照）の相対的なメリット（利点）が現在論議されています（Stukenborg-Colsman et al 2001)。

(関節固定術/癒合術)
　関節固定術または関節癒合術という外科手術が，関節症で生じた重大な問題を修正するために行われることがあります。手術中外科医は，骨を移植し，金属ネジ，板，棒を挿入して関節を固定し，罹患関節を永久的に動かなくしてしまいます。関節固定術は，関節症の痛みが非常に重症で，関節の固定が症状の改善につながるケースのみで実施します。この手術は関節がひどく破壊されてしまい，関節置換術が適切ではない場合に勧められることがあります。癒合術は，手首足首の関節，手足指の小さな関節に勧められても，膝や股関節に勧められることは滅多にありません。膝や股関節などの大きな関節が動かなくなってしまうと，機能がいちじるしく障害されるので，どうしてもこの手術が必要でない限りは避けるべきです。

(軟骨移植片/移植)
　骨とは違い，軟骨は一度痛めてしまうと元に戻ることがありません。破壊された軟骨の部位に，新しい軟骨細胞を移植するために手術を行うことがあります。関節症の関節に軟骨を移植すると，どのような効果が見られるかについてはまだ研究段階です。軟骨移植は，軟骨の破壊が非常に狭い部位に限定されていて，その周りを正常な軟骨が取り囲んでいるケースで最も実用的です。典型的な関節症に見られるような，軟骨が広範囲に渡ってうすくなったり，消失している患者には，現在の移植技術は有用ではありません。
　軟骨移植は，提供された軟骨から生きている細胞を使用します。この手順は，自家軟骨細胞療法（ACT），または自家軟骨細胞移植法（ACI）として知られています。骨軟骨移植術と呼ばれるもう1つの技術は，破壊された表面を修復するために，膝の別の部位から軟骨や骨の一部を移植するものです。関節の広範囲が破壊されているケースに対応するために，2つの技術を組み合わせた移植手術が使われることもあります。提供された軟骨は，72時間以内に移植する必要があります。手術に伴う出血や関節感染のリスクは，おそらく関節置換術の場合と同程度でしょう。今のところ

確実に骨軟骨移植術とACT/ACIを行うのは不可能ですし，今日の関節症管理の中で果たす役割は限定されていますが，将来的にはもっと幅広く使われる可能性を持っています。前述の通り，それらは小さな局所欠損（$2cm^2$より小さい全層軟骨損失）の患者には有効性が期待できますが，典型的な症候性変形性関節症の大多数は，関節破壊が広範囲に及んでいるので，この手術は技術的に難しく結果があまりよくありません。成功のチャンス（症状のいちじるしい改善）がわずかしかないなら，実験的に手術を受けるのは無駄というものです。この分野と同様に長期的な効果の証明が期待されている生体組織工学技術の分野で，現在莫大な量の調査研究が実施されています。（調査研究に関係なく）それらが証明されるまで，どうかこの治療を受けたいという誘惑に負けないようしてください。

〈その他の外科選択肢〉

前述した手術以外にも，関節症患者にはさまざまな手術が行われることがあります。そうした手術の1つに，マイクロフラクチャー術があります。関節鏡視下手術で行われるこの手術は，必然的に骨の表面にドリルで穴を開けることになりますが，新しい軟骨の成長を促すために選択されます。効果はまだ十分には証明されていませんし，進行した関節症患者に実施される膝関節置換術ほど結果は良好ではありません。

(関節形成術/関節置換術)

破壊された関節を人工関節に取り替えるために手術を実施することがあります。英国の外科医，John Charnleyが1960年代に近代的な人工股関節置換術を開発し，それが整形外科手術におけるマイルストーン（画期的な出来事）となっています。

関節置換術は，それ以外の近代的な治療法を用いても効果が見られなかった患者に適応される不可逆的な手術です。関節形成術や関節置換術は，股関節と膝の治療に最も頻繁に行われていますが，肩，肘，指，足部，足指の治療に使われることもあります。現在膝関節置換術（TKR）や股関節置換術（THR）（全ケースの約85％）の，最も一般的な適応症が，関節症

です。毎年米国では約30万件のTKR手術が末期の膝関節症患者に実施されています。イングランドとウェールズでは毎年3万件以上の膝関節置換術が行われ，その数はさらに増加中です。

（どのような人が関節を置換するべきなの？）

関節置換術の適応となるには，X線上に関節破壊の証拠が現れていること，非外科的管理を幅広く用いたにもかかわらず，中等度から重症の痛みが緩和されずに持続していること，臨床的に有意な機能制限が見られ，その結果QOL（生活の質）が低下していることなどに当てはまっていなければなりません（Mancuso et al 1996）。関節置換術は股関節や膝関節の重症な関節症の痛みを劇的に軽減し，その効果は，少なくとも3年間は持続するようです。しかし，関節置換術の効果が十分明らかになるまでには1年程度を要する可能性があります。

関節置換術は待機手術で，リスクと結果は人それぞれです。したがって，患者は一人一人のケースに応じて，手術の結果どのようなことが起こりうるかについて告げられることが必須です。患者一人一人の目標や期待（すなわち望みや恐れ）は，そうした目標が達成可能なのか，その期待が現実的かどうかを判定するために手術前に検討するべきです。患者が期待していることと予測される手術結果のいかなる食い違いについても，手術前に外科医と十分に話し合う必要があります。

活動的で局所的（関節を置換する部位）または組織的な感染症（尿路感染症や肺炎などの手術部位以外の感染症）が見られるケースと，手術によって重症な合併症がおきたり，死亡のリスクが実質的に高まることがあるそれ以外の医学的疾患が見られるケースを除けば，関節置換術に対する絶対的な禁忌はほとんどありません。肥満は関節置換術の禁忌ではありません。が，肥満患者だと創の治りが遅れ，周術期感染症のリスクが高まることがあります。重症な末梢血管疾患となんらかの神経障害は両方とも，関節置換術の相対的禁忌です。

患者を正しく選択しさえすれば，患者の95％に良好または優れた結果を期待することができ，インプラントの生存率は15年間で95％と予測されています（Callahan et al 1994）。関節全置換術の費用対効果を，健康全

般の改善で評価してみると，股関節と膝の関節置換術の結果は同程度です（Ethgen et al 2004）。長期的な薬剤，支援医療，仕事の生産性が低下することに関連した費用は，関節置換術でかかる費用を上回る可能性があります（Segal et al 2004）。関節置換術の費用対効果は，得るものが最も大きい患者（術前機能がかなり低い患者）の間でより高くなっていることに注目する必要がありますが，機能状態が低下するまで放置されていると，術後の機能状態は術前の機能が高かった人のレベルほどには回復しません（Fortin et al 1999）。たとえば，手術前長期間車いすだったり，寝たきりだったりすると，術後の回復が非常に困難だったり，長引くことが予測されますので，機能障害が進み過ぎてしまうまで，どうか手術のタイミングを延ばさないようにしてほしいと思います。

（関節置換術中にはどんなことが行われるの？）

関節置換術の間，外科医はまず初めに関節から破壊されたすべての骨と軟骨を取り除いて，罹患関節をプロテーゼと呼ばれる人工的に造られた関節に取り替えます。人工関節は，金属合金，高密度プラスティック，セラミック素材などからできています。外科医は患者の体重，性別，年齢，活動レベル，他の医学的疾患に応じて，人工関節のデザインや素材を選択します。人工関節は特殊な骨セメントを使って骨の表面に接着します。人工関節も摩耗することがあるので，人工関節の約10％は，再び置換術が必要になります。

活動量の多い若者や骨が丈夫な高齢者に，医師はセメントを必要としない人工関節を使用することがあります。このような人工関節は，患者自身の骨が成長できるスペースを確保しながら，それがより自然な位置で固定されるようにデザインされています。セメントは時間経過に伴って弱くなる可能性があるので，このようなタイプの人工関節の方が，セメントで固定したものよりも一般的に長持ちします。55歳以前の患者には，骨切り術，単顆置換術のような代替的な手術を考慮してみる価値があります。

関節置換術の回復にかかる時間は，患者の全般的な健康状態，手術前の活動レベルを含む，多くの要因によって違ってきます。こうした理由から，手術を長期的に先送りするのは適切な考えではありません。手術前活動的

術前　　　　　　　　　術後

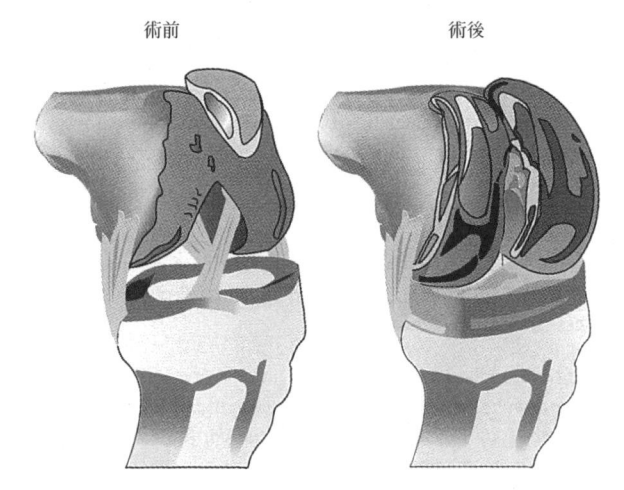

図 17.4 人工関節は体の消失した部位を置換するために，あるいは体の部位の働きを改善するためにデザインされた器具である．膝関節置換術に使われる金属の人工関節は，病気や加齢によって破壊された軟骨や骨の代わりとなる．

であった人ほど，回復も早いように思われます．股関節や膝の置換術を受けたほとんどの人には，可動性を取り戻すのに理学療法が必要になります．理学療法士は，新しい人工関節の周りに筋肉をつけるために特別な運動を勧めるでしょう．理学療法は術後間もなく病院で開始され，退院後も継続して行います．

（発生し得る合併症）

　人工関節がもともとの関節と同じはずがありません．動かす際に何らかの違和感を感じて当然です．関節置換術の合併症はまれですが，新しい関節に感染症が起きたり，固定した位置からずれてしまうことがあります．そのため，医師は治癒や回復の程度をモニタリングするために，定期的に検査を受けるように指示するでしょう．

　下肢の手術では脚に小さな血栓ができる可能性があるので，医師は血栓のリスクを下げるために抗凝固剤を処方することがあります．血栓が進行すれば，通常はヘパリンやワーファリンなどの血液をサラサラにする薬を使って治療します．非常にまれなケースに，血栓が肺に到達して（肺塞栓症），息切れや胸痛を起こすことがあります．

関節置換術で手術直後に出血や感染症が起きる可能性もあります。術前の抗生物質投与やそれ以外の手術室での手順に従えば，術後の深い傷に感染症が起きるリスクを1％未満に下げることができます。

金属と骨の接合が緩くなってしまい，人工関節を除去したり，置換したりする必要が出てくることもあります。プラスティックや金属が摩耗して破片ができ，それが原因となって炎症を起こし，置換した関節がぐらぐらになってしまえば，それを修正するための再手術が必要になることもあります。

人工関節を除去したり，再置換する手術は最初の手術より難しく，特に感染症などの合併症のリスクが高くなります。人工関節の耐久年数は限定されているので，関節症患者は一般的には置換術を受けるのをできる限り我慢するよう励まされます。置換術を受ける年齢が55歳より若い場合は，男性であること，肥満，併存症の存在のすべてが，再手術の危険因子となります。

手術結果には，適正な手術テクニック，執刀医の経験，人工関節（体の置換部位に合うようにデザインされたもの）の選択が大きく影響する可能性があります。より良い手術結果と明らかな関連性が見られるものの1つに，執刀医一人一人の高い技術と，病院の手順内容があります。全般的な死亡のリスクは，通常心臓発作，脳卒中，肺塞栓症によるもので，約200人に1人（0.5％）とされていますが，このリスクは，患者と病院によって異なります。

〈関節置換術にはどのような選択肢があるの？〉

（人工膝関節全置換術）

関節置換術のほとんどは，関節の両側を置換する全置換術に関連したものです。

（膝関節単顆置換術）

膝の片側だけに関節症が罹患している場合（大抵は内側）には，膝関節半置換術または単顆置換術（半関節形成術とも呼ばれる）を行うことがあ

一区画　　　　　三区画

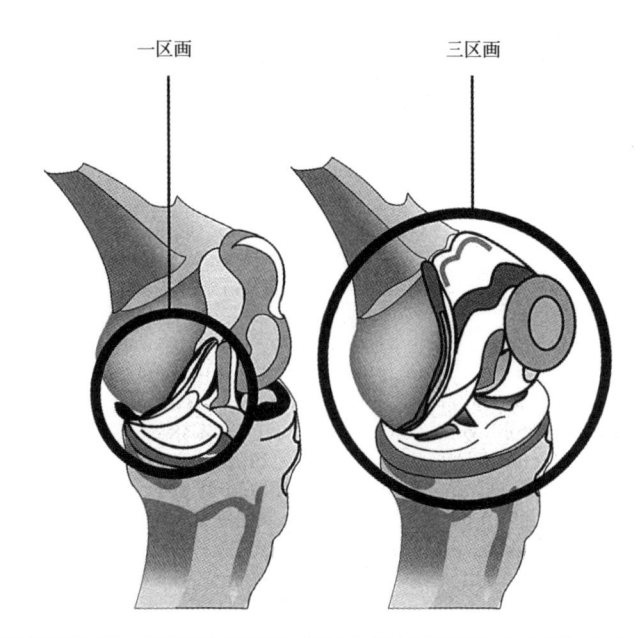

図17.5　膝単顆置換術と膝関節全置換術（脛骨大腿骨と膝蓋区画の置換）を表した図

ります．部分置換術が適切なケースは，関節症患者の約4人に1人だけです．この手術は膝関節全置換術より狭い範囲で，短時間で済み，早く回復します．

（膝蓋大腿骨置換術）

　関節炎の罹患部位が膝蓋骨だけなら，膝蓋骨とその溝（滑車）だけを置換することが可能です．これは膝蓋大腿骨置換術または膝蓋大腿骨関節形成術とも呼ばれています．これもまた，回復時間は早いのですが，あまり一般的な手術ではありません．この手術が実際に適切なケースは，関節症患者の約10人に1人だけです．

〈病院ではどんなことが行われるの？〉

（術前訪問）

　患者と医師の間で「膝関節置換術を行う」という合意に至ったら，計画

されている入院日前のいずれかの日に術前評価クリニックから呼び出しがあるはずです。そこで，医師と看護師はその患者が手術に十分耐えられるかどうかを全体的に評価します。これにはさまざまな検査が含まれます。貧血はないか，腎機能は正常かを検査するために，通常採血が行われます。感染症を除外するために，尿検査も行われるでしょう。血圧が記録され，心電図（ECG）は，心臓が健康かどうかを確認するために実施します。この機に，手術について質問したり，心配なことがあれば医師に相談してみましょう。

膝関節置換術を行う前には，術前心臓リスク評価を実施し，心臓と肺の機能を最善の状態にしておくべきだというのは一般的なコンセンサスです。心臓や肺に何らかの病気があるなら，術前に治療しておかなくてはなりません。禁煙は心臓病，術後肺炎のリスクを下げるので，喫煙者は全員手術前に禁煙するよう勧められますが，最高の効果を得るには少なくとも手術の2ヵ月前に禁煙を開始する必要があります。70歳以上の患者には，認知機能検査（MMSE）などの標準化された測定法を用いて，術前の精神状態を評価しておけば，術後せん妄のリスクが高い患者を特定するのに役立ちます。肺炎のリスクを下げるために，術後にはインセンティブスパイロメトリー（呼吸訓練）を使用するべきです。手術中と術後に発生し得ることについて事前に患者を教育しておけば，鎮痛剤の使用量が少なくて済んだり，不安を和らげたり，患者の満足度を改善したり，患者の術後の状態が良くなることが示されています。

（入院すること）

通常患者は手術当日か，前日の夜に入院を許可されます。手術の同意書にサインするよう求められ，関節には手術のための印が付けられます。

①麻酔

手術は痛みを感じないように全身麻酔か脊椎麻酔の下で行われます。

②手術

通常は手術内容に応じて，45分から2時間かかります。

③手術の後

　病棟に戻る前に回復室でしばらく過ごすことになります。ここで鎮痛剤のような液体や薬剤が管から腕に入れられます。痛みの感じ方によって，患者自身が安全な速度で鎮痛剤を管理することができるスイッチを渡されることもあります。酸素療法がマスクか鼻から管で行われているでしょう。必要に応じて輸血も行います。

④再び動き始めること

　翌日あたりから，鎮痛剤，液体，酸素などを送っていた管がはずされ，看護師や理学療法士の助けを借りて，歩き始めることができるはずです。どのくらい経てば動けるようになるかは，患者の環境や手術の結果によって違ってくるでしょう。

　脊椎麻酔や神経ブロックをした場合は，一般的に初日またはその翌日まで脚の感覚がもどりません。特に両膝を同時に置換した場合は，尿を取るために膀胱に管（カテーテル）が挿入されていることもあります。

　初めのうちは松葉杖や歩行用のフレームが必要です。理学療法士は，階段を上ることやその他の活動についてもアドバイスできますし，病院や自宅で動きを改善していくために必要な運動の説明もしてくれるでしょう。

⑤退院すること

　創が順調に回復し，安全に歩行しながらトイレを往復したり，着替えたり，松葉杖やフレームの助けを借りて，階段を上ったり，下りたりすることができるようになれば一般的にはすぐに退院することができます。ほとんどの人は手術後4～9日で退院できますが，長引くケースもあります。

　退院の前には作業療法士や理学療法士に，最適な着替え方，入浴のしかた，ベッドの入り方と降り方，トイレの使用法，身支度を整えたり，お風呂に入るときの補助具について忘れずに質問しましょう。両膝の置換術を同時に受けた患者にとっては特に重要です。

⑥次の予約

　通常術後6週間後ぐらいに，回復の経過を検査するための再診予約を取

ります。

〈体はいつ頃もとに戻るの？〉

　手術から回復して，新しい膝関節や股関節の効果を実感し始めるまでには，明らかに数週間を要します。再び機敏に動けるようになるかは，医療チームのアドバイスにきちんと従い，運動を続けて行うかどうかによって大きく違ってきます。手術後の最初の6週間は，飛行機を使っての長距離旅行など，負担が大きい活動は避けるべきです。

　概して楽に自力で動けるようになるために，筋肉を強化する運動を身につけることが必要となります。初めのうちは運動で痛みを感じることがあるので，大抵鎮痛剤が必要になります。こうした課題については理学療法士や作業療法士がアドバイスをしてくれるはずですが，大まかな指針を以下に示しましょう。

①歩行

　初めのうちは方向転換する際に，膝や股関節をねじらないように注意します。代わりに小幅で歩くようにしましょう。術後3週間ぐらい経過すれば，外を歩けるようになるはずですが，足に合った運動靴を履くようにしてください。

②階段の上り下りをすること

　階段を上るときは手摺りにつかまって，手摺りとは反対側の空いている方の手に松葉杖（1本または2本）を持ちます。まず，手術を受けていない脚を一段目に乗せて，空いている方の手を使って松葉杖をその段におきます。それから手術を受けた脚を上の方に移動させます。階段を下りるときは，反対の手順に従います。初めに松葉杖を使って手術を受けた脚を下に降ろしてから，手術を受けていない脚を降ろします。

③座ること

　手術後6週間は足を組んで座らないようにします。

④寝ること
　膝の手術を受けた人は，股関節の手術を受けた人のように，特別な体勢で寝る必要はありません。しかし，膝の下に枕を入れて寝てはいけません。快適かもしれませんが，永久に膝が曲がってしまう可能性もあります。

⑤運転すること
　手術前に車の運転をしていたなら，通常の方法で膝の置換術を受けた場合は術後約6週間で，低侵襲手術の場合なら約3週間で車の運転ができるようになっているはずです。

参考資料

Brouwer, R. W., Jakma, T. S., Bierma-Zeinstra, S. M., Verhagen, A. P., Verhaar, J. (2005) *Osteotomy for treating knee osteoarthritis*. [Review] [36 refs]. *Cochrane Database of Systematic Reviews* (1): CD004019.

Callahan, C. M., Drake, B. G., Heck, D. A., Dittus, R. S. (1994) Patient outcomes following tricompartmental total knee replacement. A meta-analysis. *JAMA* 271(17): 1349-1357.

Ethgen, O., Bruyere, O., Richy, F., Dardennes, C., Reginster, J. Y. (2004) Health-related quality of life in total hip and total knee arthroplasty. A qualitative and systematic review of the literature. [Review] [150 refs]. *Journal of Bone and Joint Surgery – American* 86-A(5): 963-974.

Fortin, P. R., Clarke, A. E., Joseph, L., Liang, M. H., Tanzer, M., Ferland, D. et al. (1999) Outcomes of total hip and knee replacement: preoperative functional status predicts outcomes at six months after surgery. *Arthritis and Rheumatism* 42(8): 1722-1728.

Mancuso, C. A., Ranawat, C. S., Esdaile, J. M., Johanson, N. A., Charlson, M. E. (1996) Indications for total hip and total knee arthroplasties. Results of orthopaedic surveys. *Journal of Arthroplasty* 11(1): 34-46.

Moseley, J. B., O'Malley, K., Petersen, N. J., Menke, T. J., Brody, B. A., Kuykendall, D. H. et al. (2002) A controlled trial of arthroscopic surgery for osteoarthritis of the knee.[Comment][Summary for patients in *J Fam Pract* 2002 Oct; 51(10):813; PMID: 12401143]. *New England Journal of Medicine* 347(2): 81-88.

Naudie, D., Bourne, R. B., Rorabeck, C. H., Bourne, T. J. (1999) The Install Award. Survivorship of the high tibial valgus osteotomy. A 10- to -22-year follow-up study. *Clinical Orthopaedics and Related Research* (367): 18-27.

Segal, L., Day, S. E., Chapman, A. B., Osborne, R. H. (2004) Can we reduce disease burden from osteoarthritis? [Comment]. *Medical Journal of Australia* 180(5 Suppl): S11-S17.

Stukenborg-Colsman, C., Wirth, C. J., Lazovic, D., Wefer, A. (2001) High tibial osteotomy versus unicompartmental joint replacement in unicompartmental knee joint osteoarthritis: 7-10-year follow-up prospective randomised study. *Knee* 8(3): 187-194.

12. 補完療法

> **→ KEY POINTS**
> - 補完療法は，自立，前向きな姿勢，リラクセーションの練習，適切な運動の効果を高めるなど，ライフスタイルや疾患経過に積極的な変化をもたらす重要な役目を果たす可能性がある。
> - こうしたライフスタイルの変化が関節症の痛みやそれ以外の症状を改善することがある。
> - 補完療法を選択する場合は，常識と正確な情報に基づいて使用しよう。

　関節症に補完療法を使用することが段々と人気になってきて，一般の人に広く利用されるようになってきています。西洋諸国で行われた最近の調査によれば，関節症患者のほぼ半数が何らかの補完療法を試しています。こうした補完療法に対する傾向は，従来の西洋医学の薬では満足できない患者の数が増加しているか，患者が処方薬の副作用について心配しているかを示唆しています。

　一般的に従来の医学的治療は安全で有効ですが，薬剤や手術だけではまずもって関節症の症状を十分に改善することができません。したがって補完療法を行っているセラピストが一番よく耳にする不満の1つが，「さまざまな治療を受けているのに関節症の痛みが消えず，機能が制限されている」であったとしても不思議ではありません。治療法が不十分なまま，持続的な不快感と機能障害に堪え忍ばなければならないことがしばしば予想されます。関節症患者の多くが補完療法に走るのはこうした結果からなのかもしれません。

〈補完療法ってなに？〉

　補完療法はホメオパシーやハーブ療法などの古来の医療体系から，マッサージ，アロマセラピーといった治療法に至るまでと非常に幅があります。西洋医学で一般的に使用されていないものは，補完または代替療法と見なされます――しかしこれに変化が起きています。

　現在補完療法と呼ばれている治療法の多くは20世紀初頭くらいまでは主流の医療でした。医師はハーブや植物ベースの薬を処方してマッサージや手技治療を行っていました。信仰や生きる目的などの心構えは，治癒の重要な部分と考えられ，予防することが健康管理法の主要部でした。このような治療法がまだ医療の中心である地域もあります。

　その間医学が進歩して，一般的に西洋医学と呼ばれている，技術的に進んだ（あまり患者に優しくない），治療介入をベースとする健康管理法の形が整えられていきました。この種の治療法がもたらしてきた成果には華々しいものがあります。予防接種は致命的な病気から人々を守り，抗生物質はまさに生命を救い，手術で奇跡を起こすことができます。我々の平均寿命は20世紀初頭の48歳から，21世紀に入る頃には76歳にまで延びました。こうした医療技術が進歩するにつれて，ほとんどの医学校では長い時間を必要とする昔ながらの治療法がだんだんと教えられなくなっていきました。さらに加えて，医療行為そのものが財政責任に対する懸念を生み出し，長期にわたる通院が医師と患者の相互関係を強いるようになり，より多くの収入をもたらす医療行為が歓迎されるようになっていきました。このように患者に優しくない環境では，慢性疾患に苦しむ患者が他に救いを求めたとしても不思議ではないでしょう。

　補完療法に戻って時計の針を巻き戻したいと願っている人たちが大勢います。その一部は，現代の非人間的な医療システムによるものですが，同時に重要なのは，膨大な量の医学的研究にもかかわらず，関節症のような慢性疾患に対する治療法がまだ発見されていないという失望です。西洋医学は感染症や緊急事態，事故などの急性の病態には優れていますが，長年あるいは数十年もかかる疾患に対してはまだ治療法が見つかっていないものが数多くあります。患者は治療が難しい慢性疾患を抱えたまま生き続け

ていますが，病気には通常複数の原因があるので，治療は単純にはいきません。

代替療法は西洋医学的な主流の薬に沿いながら，我々の健康全般に影響を与える手段や治療法を提供してくれる可能性を持っています。たとえば慢性疾患の長期管理において，感情や心構えが大きな影響力を持つ可能性があるというエビデンスがあります。代替医療に対する関心は，患者が自身の健康管理にもっと積極的な役割を演じたいという意味であり，患者が関節症の管理に関わることで自身が病気をコントロールしているという感覚が得られ，それが全体的な健康観につながることを示しています。

〈補完療法を選択すること〉

補完療法を試してみたいと思うなら，「正確な情報を得ること」と「常識を働かせること」という2つの原則に従うようにしましょう。ただより高いものはありませんし，関節症に対する奇跡の治療法は存在しません。

型破りな治療法は主流の治療法と同じように症状を改善する救済法かもしれませんし，そうでないかもしれません。時間や費用はどれくらいかかるのかと同時に，リスクと有効性を比較して，効き目が見られない治療法はいつ頃中止すべきなのかを心得ておきましょう。治療計画に補完療法を加えてみようと思う時は，医師にパートナーになってくれるよう相談してください。医師との関係が良好で，パターナリスティック（家父長的温情主義）で保守的な態度がコミュニケーションの妨げになっていないのなら，代替医療を模索しているという考えを医師に相談してみるのがより安全です。

代替医療を施す人からたとえ何を言われたとしても，補完療法での完治を期待してはなりません。補完療法を通して期待できることは，症状をもっとうまくコントロールできるようになることであり，願わくばその結果，病気が生活に与える影響を再びコントロールできるようになるかもしれません。補完療法を従来の薬と組み合わせて使用すれば，気分がよくなり，より充実した生活が送れるようになる可能性もあります。

補完療法を使用する前に注意しておかなければならないことがありま

す。西洋医学を行う医師は全員,「患者に害を与えない」という基本原則を遵守しています。補完療法を試そうと決心する前にうっかり自分自身を傷つけてしまうことがないように,常識的な提案を以下に示します。

①正確な診断を受ける

　自分の関節炎や筋骨格系疾患はどのようなタイプなのかを医師から具体的に説明してもらい,どんな治療が行われているかを把握しておきましょう。

②主治医に相談する

　現在考慮している補完療法や,補完療法と薬剤または現在受けている治療の間に,何らかの相互作用が起きる可能性があるかどうかについて医師からアドバイスを受けましょう。市販薬,ハーブ,ビタミン,特別なダイエット,運動などを含む,自身が服用したり,行っているすべての補完療法について医師に逐一報告しましょう。

③セラピストの資格を調べる

　治療法が規制されているものなら,セラピストや施術者に免許証または証明書があるかどうか,あるいはその人物は職能団体から認定されているかどうかを確認しましょう。どんなトレーニングを積んできたのか,そのトレーニングはどこで行われたのかを調べましょう。

④時間と費用を考える

　費用について詳細に調べ,効果が現れるまでにどれぐらいの治療が必要なのかを調べましょう。健康保険が適用されるかどうかを確認しましょう。

　——保険会社によって保険内容は異なり,標準的な健康保険に通常補完療法は含まれていません。

〈危険なサインを察知する〉

　補完療法の種類によっては規制されているものがあり，セラピストの多くは高い水準の職業的倫理感や技術を持っています．しかし中には規制されていないものもあり，残念ながら，全てのセラピストが道徳的で有能というわけでもありません．
　以下のようなことを行うセラピストは疑ってみましょう．

①「治ること」を約束する
　関節症の助けとなってくれるセラピストは大勢いますが，関節症が治癒するということはありません．

②処方薬を中止したり，減らすことを求める
　主治医に相談せずに，勝手に処方薬を中止したり，用量を減らしたりしてはいけません．

③厳しい食事制限を行うようにアドバイスする
　これはベジタリアン（菜食主義）のことではなく，極端または，多くの種類の食物を除去するようなダイエットを意味します．この方法を実行してみたいという場合は，主治医にバランスの取れた食事計画を立ててくれる栄養に詳しい医師か，登録栄養士を紹介してもらいましょう．

④一連の高価な治療費を前金で払うよう要求する
　どんなセラピストでも治療がどのように効くのかを予測することはできませんし，まだ行っていない治療や必要のない治療に対して費用を支払う義務はありません．

⑤専門技術の認定を受けた学校や組織から受領した免許証や証明書を見せることができない
　専門家を名乗る者には証拠の提示を要求しましょう．

⑥医師や他の誰かに，受けようとする治療法を秘密にするようアドバイスする

　良い治療法なら秘密にされずに，医学界で共有されています。緊急の場合に備えて，医師と配偶者やパートナー（または少なくとも家族や親友の1人）が，医学的治療法についての詳細を知っておくべきです。

〈従来の治療法と補完療法ではどこが違うの？〉

　それぞれの補完療法は，全く違った哲学や実践に基づいていますが，健康や治癒に関して共通の認識を持っているものがほとんどです。すなわち補完療法は「ウェルネス（心身共に健康で幸福な状態）」を強調し，ウェルネスは身体，心，環境のバランスから生まれると信じられています。病気はこうした要素のバランスが崩れた時に発生します。

　西洋（アロパシック・逆症療法の）医学は，体の特定の「悪い」部位を治療しようとしますが，補完療法は人間全体に着目する，いわゆるホリスティック法です。患者は病気と闘い，病気を克服する内的な力が備わったユニークな存在として治療を受けます。

　西洋医学は比較的受け身の状態で患者が診断や治療を受け入れることを奨励していますが，補完療法は患者自身が積極的に治療に参加することを要求します。補完療法のホリスティック法では，通常従来の治療法よりももっとライフスタイルを変えることが求められる（すなわち，食事法，運動，心構えを変えること）という意味です。これが補完療法を試している人に継続的な成功をもたらす鍵なのかもしれません。

　西洋医学と補完療法の両方で，医師（またはセラピスト）と患者の関係の大切さが強調されています。良好な（心を開いて，何でも話せる）関係であることが，良い結果を導く不可欠な要素です。

〈補完療法はどう作用するの？〉

　体には自然治癒力が備わっているので，切り傷やけがは癒され，細胞は定期的に入れ替わっていることはご存じの通りです。補完療法ではこの自己回復力があらゆる治癒の基本だと信じられています。補完療法の目的は

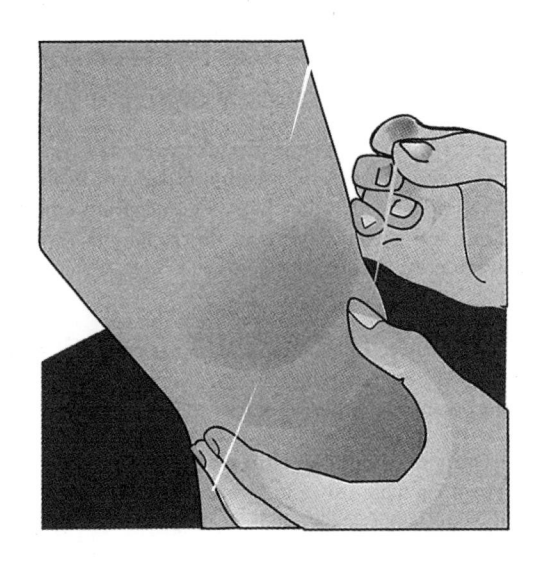

図18.1　膝の正確なツボに細い鍼を打つことが疼痛緩和に有効であると証明されている。

各人の回復と健康維持を手助けすることです。基本的な考え方は訓練を積んだセラピストの助けを借りながら「自分自身を癒す」ことにあります。関節症に用いられる主な補完療法を以下に示しましょう。

〈鍼治療〉

　鍼治療では体のツボに細い鍼を打つ方法が用いられます。漢方医学では何世紀にも渡って（2000年以上前の中国が起源），さまざまな疾患から健康を回復するために鍼が使用されてきました。伝統的な中国の鍼治療は，体のエネルギーの流れが遮断されたり，バランスが崩れた時に病気が発生するという理論に基づいています。鍼治療では，こうした問題を是正するために各部位に鍼を打ちます。西洋医学の医師は特に疼痛を緩和するという分野で，鍼治療に興味を持つようになりました。しかし，彼らは鍼治療に対して漢方医とは異なる見解を持っており，エネルギーの流れではなくその生化学的な効果に着目しています。疾病管理予防センターの2002年度国民健康インタビュー調査によると，米国成人の推定210万人が2002

年に鍼治療を受けました。科学的に最も研究されている鍼治療の技術は，手技または電気刺激を使って皮膚に細く固い金属の鍼を打つ治療法です。最近では膝関節症の痛みに対する鍼治療の効能を調べるために，数多くの研究が実施されています。全体としてはほとんどの患者に中等度の効果が現れ，40％に痛みの軽減が，約40％に膝機能の改善が見られました。この結果は鍼治療が他の治療法を補助するのに非常に有効であり得ることを証明するものであり，おそらく体が受けるダメージは抗炎症剤を使った治療法より軽いと思われます。

〈アロマセラピー〉

植物エキスは何世紀にも渡って健康を保持するために使われてきました。アロマセラピーでは精油を吸入したり，皮膚にマッサージしたり，お風呂に入れたりして使います。精油にどのような効き目があるのかについては完全には理解されていません。セラピストの中には，精油は「植物の魂」であり，基本的な健康問題を解決するだけではなく，精神を高めてくれる強力な道具であると信じている人もいます。

それぞれの精油は治療効果があると信じられている化学成分からできていますが，多量だと有害だったり，妊娠している女性やてんかんなどの特定の疾患がある人には害を及ぼすこともあります。したがってプロのアロマセラピストなら，それぞれの精油にどんな化学成分が含まれているかを理解していなければなりません。

〈銅製の腕輪（バングル）〉

関節症患者の中には銅製の腕輪を身につけている人が大勢います。関節症患者の体内には健康に必要な銅が十分あると証明されているので，このような腕輪にどんな効果があるのかを理解するのは難しいところです。銅製バングルの使用を支持する調査は存在しません。

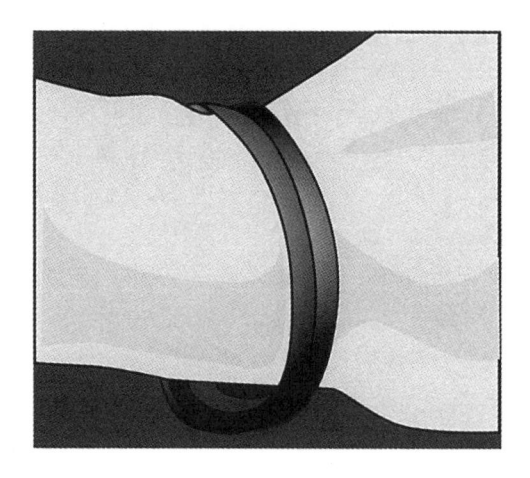

図18.2 銅製のバングル

〈栄養補助食品〉

(珊瑚のカルシウム)

　珊瑚のカルシウムは，通常小袋で購入し，水に溶かしてから飲用します。これを販売している会社は，この珊瑚を採集している日本のある島に暮らす住民たちは，水の中にカルシウム，マグネシウム，その他のミネラルなどの天然要素が含まれているため，長寿で健康的な生活を送っていると宣伝しています。さらに水に入れると珊瑚が小さな粒子有効成分を放出して，このような要素が体の自己免疫システムに役立つとも主張します。珊瑚カルシウムの有効性と安全性について今のところ信頼できる調査は行われていません。

(ムール貝エキス)

　ムール貝エキスはニュージーランド産です。さまざまな西洋医学の薬剤と同じで，有効だという研究もあれば，有効ではないという研究もあります。害はないようですが，実際に関節症に効く可能性があるかどうかはわかりません。

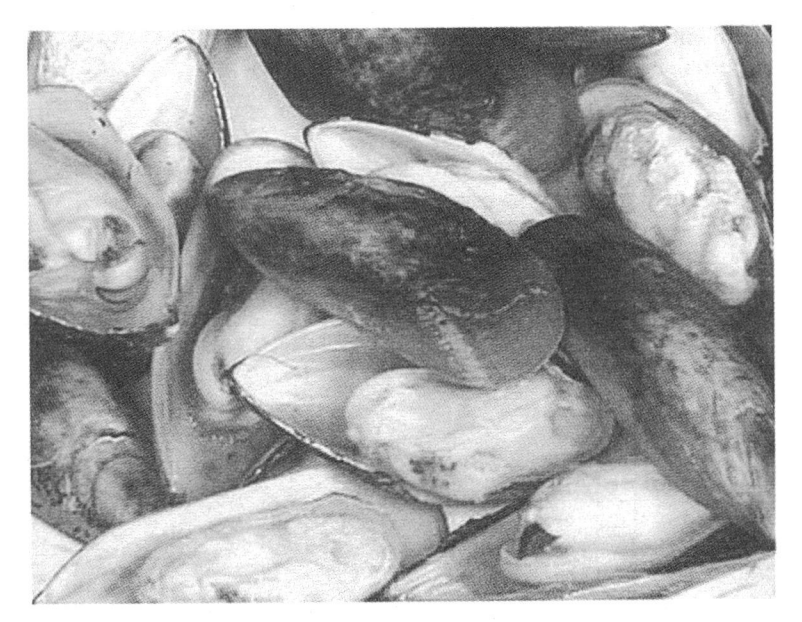

図18.3 ニュージーランド産ムール貝

〈漢方薬：生薬〉

　漢方薬は大昔から使われてきました。今日の医薬製剤の約4分の1には植物由来の有効成分が少なくとも1種類は含まれています。西洋医学の薬は植物の有効成分だけを抽出しようとしますが，漢方薬では植物をまるごと使用します。漢方医によると，植物全体には天然の化学的バランスが保たれているので，患者に単なる有効成分を与えるよりも効果的なのだそうです。漢方療法は植物を使って，体の自然治癒力を高めようとします。
　関節炎の治療に効くと信じている患者の間で漢方は非常に人気があります。臨床試験の中には有効性を証明するものもありますが，特定の漢方について確かに有効だという十分なエビデンスは今のところありません。
　漢方薬が有効な場合は，十分な効果を実感できるようになるまでに通常3ヵ月ぐらい様子をみる必要があります。漢方薬はおおむね安全（非毒性）ですが，一般の薬剤と同じで副作用が起きることがあります。副作用には神経衰弱，興奮性，不眠症，筋肉と関節の痛みなども含まれます。漢方薬

を使用するかどうかを検討しているなら，製品の品質が保証されている評判の良いメーカーから購入してください。

〈ホメオパシー〉

　ホメオパシーは200年の伝統を持つ医療システムで，「類似の法則」を治療の基盤に置いています。(「似たもので似たものを治す」—つまり吐き気の治療にむかつきの原因物質が使われることがあります。) ホメオパシー医療（または療法）の効果はそれらがどのように製造されたかによって違ってきます。もともとの完全な天然物質を水やアルコールで何倍にも希釈して，最終的にはもとの物質がほんのわずかだけ含まれている物質にします。この過程で重要なのは希釈している間の液体の攪拌です。この過程が元々の物質の潜在力を保持すると考えられています。

　ホメオパシー療法に使われる品は健康食品店や薬局の店頭で簡単に購入することができます。ホメオパシーでは通常治療を補完するために，食事を変えること，リラクセーションや運動を積極的に取り入れることなどのライフスタイルの変化を必要とします。医学的な資格のあるホメオパシー医はホメオパシー用の薬だけではなく，必要とあればオーソドックスな薬剤も使用します。彼らはまさに補完的な方法を用いてホメオパシーを処方します。

　化学薬品が効くということは，誤用したり，投与量を間違えれば害になり得るということをほとんどの医師が承知しています。このようなことはホメオパシーの調剤では滅多に起こりません。ホメオパシー療法が慎重に実施されたコントロール試験には，関節炎に関するものも含まれていました。その結果ホメオパシーは効く可能性があると示唆されていますが，花粉症や関節症に特定の治療法が効くかどうかはわかりません。ホメオパシー療法は人によって処方が違ってくるので，関節症に対する特定の治療法というよりは関節症を患う1人1人に合わせて処方されています。

〈磁気療法〉

　ある種の磁場が治癒の速度を速めたり，筋肉痛を和らげたりするのではないかと言われています。理学療法士は装置でパルス磁場をつくり出して，このような目的のために使用しています。磁気ブレスレットの宣伝を見たことがあるでしょう。磁気製品の製造者は磁場が血中の酸素や老廃物を運搬する能力を高め，関節症や他の疾患の患者たちに効きめがあると主張します。しかし心臓にペースメーカーを埋め込んでいる人は磁気ブレスレットを着けてはいけません。このような磁性が，関節症に効く可能性があるかどうかを証明する決定的なエビデンスは現時点では存在しません。

〈マッサージ〉

　マッサージは何千年も前から広く行われており，起源は中国だと思われます。マッサージは興奮させることも鎮静させることも，力強くも穏やかにもすることが可能で，全身や局所的に行います。オイル，クリーム，ローション，ベビーパウダーなどを使用することもあります。マッサージは不安やストレスのレベルを下げ，筋肉の緊張や疲労感を和らげ，血行を良くし，痛みを緩和することができます。マッサージは概して非常に安全でリラックスさせることができ，訓練を受けたマッサージ師は，通常厳格なガイドラインに従い，患者を危険にさらさないようにしています。

〈オステオパシー〉

　オステオパシーは，手を使って，患者を診断したり，治療したりする手技医学の体系です。害になるような副作用はありませんが，オステオパシー師は最小限の力で患者を治療するように指導を受けます。19世紀の後期に米国の医師が創始したもので，彼は人体を単なる部分の寄せ集めとしてではなく，精巧に仕上げられ，統合された完璧なマシーンと考えました。

　身体の力学的構造に伴う問題によって機能が損なわれてしまっても，適

切な環境，つまりバランスの取れた健康的なライフスタイルやオステオパシー的手技の助けが整えば，体が持つ自然治癒力によって回復するとオステオパシー師は信じています．頭痛，皮膚疾患，消化器疾患などの病気は脊椎のずれが原因で発現するとされています．オステオパシーでは，筋肉や関節への手技は体が病気と闘うことや治癒に役立つと考えられています．

〈リフレクソロジー〉

　リフレクソロジーとは健康やウェルネスを促進するために，体のさまざまな部位に強度の異なる指圧を施す治療法のことです．体の全ての部位は足の裏，手のひら，耳，舌と頭などの末端部位と反射帯や径路でつながっていると言われています．

　リフレクソロジーによると，緊張，停滞，不均衡は体全体に影響し，1ヵ所を治療することで体の別の部位の状態を変えられ，弱い指圧は解毒や癒しを促進するとされています．これにより非常にリラックスできて痛みが和らぎますが，関節症に直接効くというエビデンスはありません．

　補完療法は自立を高めること，積極的な態度，リラクセーションの練習，適切な運動といったライフスタイルや疾患経過に積極的な変化を促すという点において，重要な役割を果たす可能性を持っています．こうしたライフスタイルの変化が関節症の痛みや症状の改善につながることもあります．今のところ関節症は治癒させることができないので，こうした変化が従来の治療法と同じく重要となる可能性を持っています．

用　語　解　説

歩き方（足取り）（Gait）　自然な歩行に付けられた言葉。不安定性（転倒のリスクがある）あるいは，広さ（歩幅を広く取る）などをつけ加えて表す医師もいる。

アロマセラピー（Aromatherapy）　健康や体調を補佐するために植物エキスを用いる。マッサージオイル，吸入，入浴という形で使用される。

内側（Medial）　内側の。

栄養補助食品（Neutraceutical）　食物または天然の栄養補助食品は，ヒトの健康に有益な効果をもたらすと考えられている。

遠位（Distal）　体の中心から離れた方向。たとえば遠位指骨間関節は体幹から最も離れた指関節。

エンドルフィン（Endorphins）　鎮痛や幸福感をもたらす体内に自然発生する化学物質。

オステオパシー（Osteopathy）　オステオパシーは関節，筋肉，脊椎を含む筋骨格系組織の治療や強化により体全体の健康に焦点を当てた非侵襲的な手技療法。

オピオイド（Opioids）　オピオイドは体内でモルヒネのような役割をする化学物質。

外転（Abduction）　関節を中心に四肢を体の正中線から遠ざけること。たとえば，直立し，片足を地面から持ち上げ，それを外側に動かす。

外反（Valgus）　正常な状態では，正中線の方向に向いている末梢の骨や関節が正中線から離れて外側に屈曲する異常な肢位。

滑膜（Synovium）　関節包を覆い，関節液を分泌している滑膜関節（自由に動く）内の薄い膜。

滑膜関節（Synovial joint）　自由に動くように接合している関節。

硝子軟骨（Hyaline cartilage）　変形性関節症によって侵される軟骨で，動きの多い関節に存在する。

関節液（Synovial fluid）　潤滑油として働いている，関節腔，腱，鞘，関節包の膜から分泌される透明な液。

関節鏡検査（Arthroscopy）　細い管を挿入して，関節内部の検査を行うこと。

関節鏡視下デブリドマン（Arthroscopic debridement）　関節鏡視下に剥がれた軟骨や骨の破片を除去する手術。

関節形成術（Arthroplasty）　関節置換術など，関節の状態を変える手術。

関節固定術（Arthrodesis）　関節を癒合させ，それによって関節を固定してしまう術式。

関節穿刺（Arthrocentesis）　関節の穿刺，および，吸引を行う手技。

関節内骨化（Endochondral ossification）　軟骨内で骨組織が形成されること。経過の中で骨が成長することによる過程。たとえば，変形性関節症の局所的な危険因子として，膝の半月板損傷や関節周囲の筋肉低下などが要因であることもある。

関節内注射（Intra-articular injections）　関節内に直接刺す注射。

関節包（Articular capsule）　関節の構造を取り囲む2層からなる結合組織。

関節包（Synovial capsule）　関節面をおおう滑膜の閉ざされた袋（嚢）。

臼蓋形成不全（Acetabular dysplasia）　股関節にあるカップ状の骨に若干形成異常が見られ，しっかりと大腿骨を支えることができないので，手術が必要になることが多い。

近位（Proximal）　原点，接続点，体の正中線などの基準点の近く。

グルコサミン（Glucosamine）　自然発生する軟骨成分で，貝類に含まれるものや人工的に製造したものもある。現在，関節症の分野では痛みを抑え，軟骨を再生できるとして広く使用されている。

経皮的神経刺激（Transcutaneous nerve stimulation）　経皮的神経電気刺激（TENS）は，皮膚に貼り付けられた電極から低電圧の電流を流す。

腱（Tendons）　腱とは丈夫で，柔軟性に富んだ線維組織の帯で，筋肉を骨に接合させている体の部位。

硬化症（Sclerosis）　特に線維性結合組織の過度の形成により，関節症患者の関節の骨といった体の部位が肥厚したり，硬化すること。

骨棘（Osteophytes）　骨棘は変形性関節症の関節に形成される骨と軟骨である。骨棘は辺縁（関節の周辺に）や中央（ほとんどは膝や股関節）に現れる。

コラーゲン（Collagen）　軟骨内にみられる線維で，軟骨の構造を支えたり，強さをもたらす。

コルチコステロイド（Corticosteroids）　自然界，あるいは人工的にも生成されるホルモン。さまざまな代謝機能を持ち，炎症を抑えることができる。

コンドロイチン（Chondroitin）　軟骨の中に自然発生する物質で，軟骨に弾力性を与えるタンパク質の一部。

座骨神経痛（Sciatica）　通常腰部の椎間板ヘルニアによって引き起こされる座骨神経に沿った，臀部や太腿後部に拡散する痛み。

酸化剤（Oxidant）　他の物質を酸化する物質。

酸化的破壊（Oxidative damage）　酸化の自然な過程（酸素を必要なエネルギーに換えること）で，人体は'フリーラジカル'と呼ばれる毒素を生み出す。これらの分子は細胞やDNAの破壊を引き起こすが，一般的に傷つくまえに抗酸化剤と呼ばれる物質によって吸い取られる。

弱オピオイド（Mild opioids）　弱いタイプのオピオイドで，体内でモルヒネのような働きをする化学物質。

十字靱帯（Cruciate ligament）　膝関節内にある靱帯。

周術期（Perioperative）　手術時に関連した時期，あるいは手術前後の期間。

滲出液（Effusion）　関節内部の液体。

靱帯（Legaments）　骨と骨を連結させている強靱な線維組織で，関節の安全性と安定性を保つ役割を果たしている。

赤沈（Erthyrocyte sedimentation rate）　体内の炎症を示す血液検査。

先天性（Congentital）　生まれつきの疾患。

側面（Lateral）　外側の。

太極拳（T'ai chi）　身体と感情の健康感を高めるために開発された古代中国の武術。

退行性関節疾患（Degenerative joint disease） OA（変形性関節症）の別名。時間経過に伴う関節の劣化。

対側性（Contralateral） 反対側。

大腿骨頭（Capital femoral epiphysis） 大腿骨頭すべり症（SCFE）は，大腿骨（太ももの骨）の骨端（成長末端）が股関節の球から滑り落ちることで起きる股関節の病気。通常大腿骨頭には femoral head が使われる。

多価不飽和脂肪酸（Polyunsaturates） 不飽和脂肪酸は脂肪酸鎖において1つ以上の二重結合を有する脂肪または脂肪酸のことである。脂肪分子に1つの二重結合がある場合は，一価不飽和脂肪酸で，二重結合が複数ある場合は，多価不飽和脂肪酸である。

鎮痛（Analgesia） 疼痛を緩和すること。

鎮痛剤（薬）（Analgesics） たとえばパラセタモール，NSAIDs，弱オピオイド，強オピオイドなど，疼痛を緩和する薬に付けられた名前。

痛風（Gout） 体内の過剰な尿酸と関連がある関節炎の病型。

内反（Varus） 正常な状態では，正中線の方向に向いている末梢の骨や関節が正中線から離れて内側に屈曲する異常な肢位。

軟骨（Cartilage） 骨端に存在し，骨がこすれ合うのを防ぎ，衝撃吸収装置として働く。

軟骨細胞（Chondrocytes） 軟骨を造る細胞。

捻髪音（Crepitus） 関節を動かす際に感じるバリバリ感。

嚢胞（Cysts） 関節付近にみられる。液体が入った異常な嚢（袋）。

NSAIDs（NSAIDs） 非ステロイド性抗炎症薬。

敗血症性関節炎（Septic arthritis） 敗血症性関節炎は細菌，ウイルス，抗酸菌や真菌を含むさまざまな微生物によって関節腔が直接浸潤されたものであるが，全身的に敗血症をきたすこともある。

ハイドロセラピー（Hydrotherapy） 水中で実施する理学療法の形式。

鍼治療（Acupuncture） 2000年以上前の中国を起源とし，健康はエネルギー（気）が体内を滞りなく巡っている力の均衡が取れている状態という理念に基づいている。疾病はこうした力のバランスが崩れた結果，生じるものと考えられている。鍼灸針は健康全般を改善し，治癒

を促進できる化学物質を解き放つ脳を刺激するために，特定の径路の上から打たれる．ごく最近では，西洋では健康全般を促進するために，さらに生物学的なアプローチを用いて鍼治療を発展させてきた．

半月板（Menisci）　膝関節の中にある小さなスペーサーで，膝関節の構造が互いに崩れないようにするためのクッションとして働く．

ヒアルロン酸（Hyaluronic acid）　自然発生する関節液の成分で，軟骨内にある．関節症においてはこれが枯渇するため，ヒアルロン酸の関節内注射が必要となることもある．

必須脂肪酸（Essential fatty acids：EFA）　これらは体内では産生することができない脂肪で，それらを含んでいる食物を摂取することにより得られる．体は軟骨破壊や炎症を抑えることができる化学物質（プロスタグランジンやロイコトリエン）を精製するためにそれらを用いる．

病（理）的（Pathological）　病気に関連した，病気によって引き起こされた．

ブシャール結節（Bouchard's nodes）　近位指節間関節にみられる骨結節（こぶしと各指の末端にある小さな関節の間にある関節）．

ヘバーデン結節（Heberden's nodes）　高度な手指の関節症の遠位指節間関節に見つかる結節．

変形性関節症固有の危険因子（Local risk factor of osteoarthritis）　変形性関節症の特別な要因．

変形性関節症（Osteoarthritis：OA）　OAは単一疾患ではなく，最終的には関節に1つまたは複数の構造的，機能的障害をもたらすさまざまな疾病を引き起こす病気である．OAは周辺の筋肉，下層の骨，靱帯，関節内部（滑膜），囊を含む関節全体に関係する．

補完療法（Complementary therapies）　従来，通常の医療とはみなされていなかった治療につけられた包括的な名前．たとえば，鍼治療，アロマセラピー，リフレクソロジー，ハーブ療法，ホメオパシーなど．

歩行装置（Ambulatory devices）　松葉杖，歩行用の杖，フレームなどの歩行を補するための道具．

歩行痛（Ambulatory pain）　歩く際に経験する痛み．

ボディマス指数（Body mass index：BMI） 医療における標準的な指標。健康のため維持するよう努めるべき望ましい体重を確認する。体重（kg）を身長（m）の2乗した数で割って算出する。25以下を目標とすべきである。

骨切り術（Osteotomy） 骨切り術は外科医が破壊された関節付近のくさび状の骨を切除する手術。これにより痛んだ部位からより健康な関節面へと負荷を移動させる。

ホメオパシー（Homeopathy） 「目には目を，歯には歯を」的治療法に基づいた200年の歴史を持つ治療形式（たとえば，病気を治したいなら，治療として病気を引き起こすものが使われる）。少量のある物質が希釈された結果，わずかな分子だけとなり，それらが投与される。

ミトコンドリア（Mitochondria） バクテリアを除く全細胞の細胞質にある構造物で，食物分子（糖，脂肪酸，アミノ酸）は酸素の存在で分解され，エネルギーに換えられる。

ヨガ（Yoga） 心身のコントロールを促進する運動体系。

リフレクソロジー（Reflexology） 治癒を促し，ストレスを和らげたりするために，足の特定の部位やときどき手，その他体の部位にマッサージをする体系。

役に立つアドレス

Websites (registration is not necessary)

National Institute of Arthritis and Musculoskeletal and Skin Diseases: http://www.niams.nih.gov

Arthritis Foundation (US): http://www.arthritis.org

Arthritis Research Campaign (UK): http://www.arc.org.uk

American College of Rheumatology: http://www.rheumatology.org

Johns Hopkins Arthritis Centre Website: http://www.hopkins-arthritis.som.jhmi.edu/rheumatoid/rheum.html

Diagnostic and Therapeutic Guidelines: http://www.hopkins-arthritis.som.jhmi.edu/acr/class_rheum

Support groups

Arthritis Care (UK)

Arthritis Care is the UK's largest organization, working with all people who have arthritis to provide information and support. They are a user-led organization meaning that people with arthritis are integrally involved in all of their activities.

Tel: 0808 800 4050

Website: http://www.arthritiscare.org.uk.

Arthritis Foundation (US)

The Arthritis Foundation in the US is the only national not-for-profit organization that supports the more than 100 types of arthritis and related conditions with advocacy, programmes, services and research. General queries for arthritis-related information and materials:

Tel: 404 872 7100 or 1 800 568 4045

Website: http://www.arthritis.org

Arthritis Research Campaign (ARC)

Website: http://www.arc.org.uk

Diet and arthritis

Website: http://www.arthritis.org/resources/Nutrition/diet.asp

Website: http://www.arc.org.uk/arthinfo/patpubs/6010/6010.asp

Exercise and arthritis

Website: http://www.niams.nih.gov/hi/topics/arthritis/arthexfs.htm
Website: http://www.arthritis.org/conditions/exercise/default.asp
http://www.hopkins-arthritis.som.jhmi.edu/mngmnt/exercise.html

Hydrotherapy

Website: http://www.arc.org.uk/about_arth/infosheets/6254/6254.htm

Growing Stronger: Strength Training for Older Adults

Website: http://www.nutrition.tufts.edu/research/growingstronger

NIAMS information on joint replacement surgery

http://www.niams.nih.gov/hi/topics/arthritis/jointrep.htm

NIH Consensus Development Conference on Total Knee Replacement

Website: http://consensus.nih.gov/2003/2003TotalKneeReplacement117html.htm

Questions and answers about hip replacement

Website: http://www.niams.nih.gov/hi/topics/hip/hiprepqa.htm

T'ai chi

See the publication *Overcoming Arthritis* (Dorling Kindersley Publishers 2002) by Dr Paul Lam and Judith Horstman, which contains 160 photos with detailed instructions and information about T'ai chi and arthritis.

Website: http://www.taichiproductions.com

Yoga

For more information about yoga, see the website of the International Association of Yoga Therapists.

Website: http://www.iayt.org

For some poses see http://www.abc-of-yoga.com/yoga-and-health/yoga-for-arthritis.asp

索　引

【和文索引】

あ

アースロテック　126
足関節症　35
足病医　86
アスピリン　112, 114, 119, 126
アセトアミノフェン　126
圧痛　38, 39, 40, 47, 48, 52, 60, 61
アドレナリン　161, 162
アナフィラキシー　133
アミトリプチリン　69, 123, 129
アモキサピン　165
アルコール　115, 127, 200
アレルギー　118
アロマセラピー　191, 197, 203, 207

い

怒り　158
イソカルボキサジド　165
依存性　125
一般医（GP）・ホームドクター　79, 80
遺伝　16, 17, 18, 23
遺伝的要因　16, 17, 19
イブプロフェン　114, 126
イミプラミン　165
イメージ誘導法　169, 170
医療チーム　78, 187
インスリン　64, 131
インセンティブスパイロメトリー（呼吸訓練）　185
インドメタシン　126
インフルエンザ　11, 126, 131

う

ヴィオックス　128
ウェッジ　176
ウェルネス　195, 202
ウォーキング　92, 93
うつ病　85, 90, 129, 156, 159, 160, 162, 163, 164, 165, 166, 167, 168
運動プログラム　90, 91, 92, 93, 95, 96, 98
運動療法　131, 135
運動療法士　85, 95

え

エアロビクス　93
エアロビクスダンス　92
栄養　17, 20
栄養士　86, 114, 121
栄養補助食品　84, 104, 117, 198, 203
エスシタロプラン　165

エストロゲン　19
エトリコキシブ　128
エリテマトーデス　39
遠位指節間関節（DIP関節）
　32, 34, 44, 52, 59, 60, 207
エンケファリン　88
塩酸アミトリプチリン　165
塩酸グルコサミン　118
塩酸クロミプラミン　165
塩酸ドスレピン　165
塩酸トラゾドン　165
塩酸マプロチリン　165
塩酸ミアンセリン　165
炎症　10, 11, 12, 13, 14, 31, 38, 40,
　50, 64, 70, 81, 111, 117, 120, 132,
　133, 183
エンドルフィン　88, 97, 203

お

欧州リウマチ学会（EULAR）
　65
オキシダント　117
オステオパシー　87, 201, 203
オピオイド　66, 69, 124, 125, 203,
　205, 206
オメガ-3脂肪酸　86, 105
オメガ-3必須脂肪酸　111
オメガ-6必須脂肪酸　111
オルソテック　128

か

ガーデニング　75, 83, 93, 144
外傷　11, 16, 17, 21, 42, 47, 48, 55,
　57, 61, 87
外反膝（X脚）　47
潰瘍　126, 127
カイロプラクター　88
カイロプラクティック　87
カウンセリング　87, 89, 90, 162,
　167
踵ウェッジ　151
可逆的モノアミン酸化酵素[U34]
　阻害薬（RIMAs）　165
顆状関節　25, 26
肩関節症　35, 45, 61, 139
活性酸素　20
合併症　43, 60, 64, 133, 134, 173,
　176, 180, 182, 183
滑膜　12, 13, 24, 27, 28, 29, 31
滑膜関節　10, 11, 12, 15, 24, 25,
　26, 27, 29, 30, 35, 37, 203
滑膜性　24
可動域　24, 31, 38, 39, 40, 45, 47,
　61, 88, 95, 96, 98, 99, 101
可動域（ROM）運動　91, 92, 95,
　97, 99
可動関節　25, 29, 43
カプサイシン　69, 130
カルシウム　111, 113, 198
感覚神経　27, 29

環境的要因　55, 56
看護師　79, 80, 84, 186
幹細胞　71
感情　64, 156, 157, 160, 162, 163, 171
関節液　12, 13, 24, 25, 27, 28, 29, 31, 41, 42, 133, 203
関節液分析　50
関節炎リウマチ協議会（ARC）76
関節鏡検査　51, 80, 174, 204
関節鏡視下検査　176
関節鏡視下手術　179
関節鏡視下治療　174
関節鏡視下デブリドマン　174, 176, 204
関節鏡視下デブリドマンと洗浄　69
関節鏡手術　47
関節腔　28, 49, 59, 203
関節固定術　204
関節固定術/癒合術　178
関節症患者　176
関節穿刺　50, 204
関節置換術　54, 61, 66, 69, 80, 176, 178, 179, 180, 181, 182, 183, 204
関節内注射　204
関節包　12, 13, 25, 27, 28, 29, 30, 203
関節保護　83

関節リウマチ　14, 15, 39, 50
感染　50
感染症　180, 183, 191
冠動脈性心疾患　17
肝不全　126
漢方医学　100, 196
漢方薬　101
寒冷療法　81

き

危険因子　17, 18, 19, 21, 22, 35, 47, 54, 65, 106, 109, 126, 183, 207
喫煙　17, 127, 129
気晴らし療法　170
臼蓋形成不全　22, 204
球関節　25, 26, 31, 35
教育　66, 67, 78, 162, 163
教育的なグループ　66
強化運動　81, 92, 95, 99
強迫神経症　164
強皮症　39
虚血性心疾患　15
拒食症　164
近位指節間関節（PIP関節）32, 34, 44, 59, 60, 207
禁煙　185
筋骨格系疼痛疾患　79

く

くさび状足底板　151
薬　123, 125, 126, 130, 192

靴形装具　47, 67
鞍関節　25, 26
クラッシュダイエット　107
グループセッション　82
グルコース　57
グルコサミン　117, 121, 204

け

経皮的神経刺激　204
経皮的電気神経刺激　149
けが　12, 29, 58, 91, 93, 96, 126, 146, 195
血液　28, 29
血管　24, 25, 29
血栓　176, 182
血栓症　19
血糖値　64, 118, 119, 133
ケトプロフェン　126
ケトロラック　126
腱　12, 13, 24, 27, 29, 35, 80, 203
腱膜瘤（バニオン）　35, 45, 86
減量　22, 66, 67, 106, 107, 109, 131, 173
減量プログラム　105
減量薬　109

こ

抗うつ薬　85, 164, 166
抗炎症剤（NSAIDs）　61, 69, 71, 76, 112, 114, 118, 124, 125, 126, 127, 128, 132, 135, 153, 197

硬化症　49, 50, 59, 204
高血圧　11, 127, 167
抗酸化物質　119, 120
行動　83, 157, 160, 171
股関節　18, 20, 47, 57, 67, 139
股関節症　22, 31, 40, 45, 53, 59, 60, 100, 128, 149
股関節置換術（THR）　179
国立保健衛生研究所（NHI）　106
コルチコステロイド　205
骨棘　13, 30, 35, 41, 44, 49, 50, 53, 55, 59, 112, 205
骨粗鬆症　14, 15, 19, 79, 90, 113, 120
骨軟骨移植術　178, 179
骨囊胞　30, 31
骨密度　17, 19
コデイン　124
コラーゲン　20, 27, 117, 120, 205
娯楽活動　136
娯楽的／ライフスタイル活動　93
コレステロール　17, 57, 105
コレステロール値　79
コンドロイチン　117, 121, 205

さ

サイクリング　91, 92, 96, 109
再生医学　71
作業療法　79

作業療法士（OT）　80, 82, 151, 154, 186, 187
座骨神経痛　48, 205
砂糖　108
サプリメント　68, 84, 104, 106, 111, 112, 116, 117, 118, 120, 121
坐薬　122
酸化剤　205
三環系抗うつ薬（TCA）　164

し

ジアセレイン　73
自家軟骨細胞移植法（ACI）　177, 178
自家軟骨細胞療法（ACT）　178
持久力運動　97
磁気療法　201
シクロオキシゲナーゼ-1　127
ジクロフェナック　114, 126
思考　64, 156, 157, 160, 162, 163, 171
自己免疫疾患　79
シタロプラン　165
膝蓋大腿骨置換術　184
ジヒドロコデイン　124
ジフルニサル　126
脂肪　71, 113
脂肪萎縮　133
車軸関節　25, 26
十字靱帯　33
手技療法　87, 191, 203

手術　15, 16, 42, 48, 59, 60, 61, 66, 69, 74, 78, 80, 86, 172, 173, 174, 175, 176, 179, 181, 183, 185, 187, 190, 191
腫脹　10, 12, 39, 41, 47, 50, 132, 134
出血　178
術前訪問　184
授動　81
授動療法　97
硝子軟骨　27, 29, 30, 35, 203
除去ダイエット　105
食事　16, 20, 64, 77, 78, 84, 87, 104, 105, 110, 112, 113, 121, 195
食事療法　67, 104, 105
シンヴィスク　38
心筋梗塞（心臓発作）　126
神経　24, 25, 29, 35, 129
神経ブロック　186
人工関節　179, 181, 182, 183
人工膝関節全置換術　183
深呼吸　168, 169
人種　17, 19
滲出　41, 132
滲出液　205
心臓病　11, 22, 90, 111, 126, 129, 168, 173, 185
心臓発作（心筋梗塞）　19, 127, 183
靱帯　12, 13, 24, 25, 27, 28, 29, 30, 31, 35, 41, 47, 71, 80

心配　158, 159
心理学者　79, 85

す
水中運動　95
水中エアロビクス　91, 96
ステロイド　38, 50, 69, 123, 126, 127, 132, 133
ステロイド関節内注射　132
ステロイド注射　131, 135
ストレス　17, 56, 58, 81, 85, 96, 101, 109, 143, 147, 173, 176
ストレッチ　91
ストレッチング　81, 92, 95, 97
スプリント　61, 154
スリンダック　126

せ
性　19
整形外科医　80, 172
聖職者（牧師）　87
生体組織工学　71, 73, 179
世界保険機構（WHO）　109
脊柱管狭窄症　35
赤沈（ESR）　50, 53, 205
脊椎症　34, 61
脊椎の関節症　139
脊椎麻酔　185
接骨師　87
接骨手技医療（OMM）　87
セラピスト　140, 190, 193, 194, 196
セルトラリン　165
セレコキシブ　128
線維性　24
漸進的筋弛緩法（PMR）　169
全身麻酔　185
喘息　128
選択的Cox-2阻害薬　128
選択的セロトニン再取り込み阻害薬（SSRI）　164
先天性異常　22
先天性の疾患　17
先天性股関節異常　60
セントジョーンズワート（西洋オトギリソウ）　167
せん妄　185

そ
装具　173
ソーシャルワーカー　79, 89

た
ダイアモルヒネ　124
第一指手根中手関節　154
体格指数（BMI）　106
体格評価　47
太極拳　100, 101, 102, 205
代謝　12, 22, 29, 57, 112, 132
体重　23, 57, 64, 65, 67, 77, 78, 92, 105, 106, 107, 110, 135
大腿骨頭すべり症（SCFE）　22,

206
大腿四頭筋　22, 81
多価不飽和脂肪酸　206
脱色素　133
単顆置換術　183
単不飽和脂肪酸　107

ち

注射　38, 61, 66, 69, 122, 123, 131, 132, 133, 134, 135
注射療法　59, 148
中手指節間（MCP）　52, 59
中毒　167
調査　16, 20, 23, 54, 55, 56, 62, 71, 73, 90, 116, 117, 118, 123, 159, 198
蝶番関節　25, 26, 37
治療パッケージ　131, 135
鎮痛剤　58, 59, 60, 61, 64, 66, 68, 69, 97, 123, 125, 126, 129, 130, 132, 134, 135, 173, 185, 186, 187, 206

つ

痛風　50, 115, 206
杖　60, 68, 82, 149, 151, 186, 187, 207

て

低血圧　168
低負荷運動　95

テーピング　154
手関節症　19, 20, 22, 32, 39, 52, 57, 60, 113, 128
テノキシカム　126
てんかん　197
電気療法　81
電動車椅子　83

と

銅製の腕輪　197
疼痛管理グループ　66
疼痛緩和薬（鎮痛剤）　66, 123
糖尿病　11, 17, 22, 90, 119, 167
糖尿病患者　64, 118, 129, 133
ドキシサイクリン　73
ドキセピン　165
トラニルシプロミン　165
トラマドール　124
トリプトファン　165
トリミプラミン　165

な

ナースプラクティショナー　85
内反膝（O脚）　47, 153
ナブメトン　126
ナプロキセン　126
軟骨移植　178
軟骨細胞　27, 28, 71, 117, 178, 206
軟骨性　24
軟骨代謝　113

に

乳癌 19
尿酸 115
認知機能検査（MMSE） 185
認知行動療法 162, 167
認知行動療法士（CBT） 168

ね

年齢 16, 17, 18, 23

の

脳卒中 129, 183
嚢胞 50, 206
ノルトリプチリン 165

は

ハーデン 41
ハーブ療法 191, 207
敗血症性関節炎 133, 206
肺疾患 173
肺塞栓症 182, 183
ハイドロセラピー（水治療法） 81, 206
はしごモデル 124, 125
バスリフト 83
パターナリスティック 192
バニオン 36
パニック発作 164
ハムストリング 81
パラセタモール（アセトアミノフェン） 66, 68, 69, 76, 124, 125, 126, 206
鍼 88
鍼師 88
鍼治療 88, 89, 97, 101, 196, 206, 207
腫れ 59, 90, 96
半関節 25
半月板 13, 21, 27, 28, 33, 71, 175, 207

ひ

ヒアルロン酸 69, 71, 117, 131, 133, 134, 207
ヒアルロン酸注射 134, 135
膝外反装具 152
膝関節全置換術 184
膝関節単顆置換術 183
膝関節置換術（TKR） 118, 176, 179, 184
膝装具 151
膝ブレース 71
肘関節症 37
非侵襲的 66, 74, 122, 203
ビタミンA 111
ビタミンC 20, 115, 120
ビタミンD 20, 86, 105, 111, 112, 113, 120
ビタミンE 20, 120
ビタミンK 105, 112, 113

必須脂肪酸（EFA） 104, 105, 110, 111, 207
否定 158
肥満 16, 17, 20, 22, 41, 55, 56, 67, 72, 106, 110, 113, 180
貧血 114, 185

ふ

ファッドダイエット 107
不安定型糖尿病 119
フィットネス 16, 17, 18, 64, 78, 85, 90, 96, 137, 138
フェネルジン 165
フェンタニル 124
フェンブルフェン 126
副作用 73, 76, 84, 122, 123, 124, 125, 126, 127, 128, 129, 130, 131, 133, 164, 165, 166, 190, 199, 201
ブシャール結節 33, 34, 41, 44, 60, 61, 207
物理療法 86, 87
不動関節 25
太り過ぎ 22, 54, 56, 57, 58, 64, 65, 67, 86, 105, 106, 131, 173
ブプレノルフィン 124
プラセボ 118, 119, 132, 174, 175, 176
プラセボ効果 104
フルオキセチン 165
フルペンチキソール 165
フルボキサミン 165

ブレース（矯正具） 65, 66, 72, 73, 82, 151, 152, 153, 154, 155
フレーム 186, 207
プロキシカム 126
プロスタグランジン 110, 126, 127, 207
プロテーゼ 181
プロテオグリカン 27

へ

米国国立保健衛生研究所（NIH） 90
米国リウマチ学会（ACR） 51, 65
平面関節 25, 26
ベーカー嚢胞 42, 43
ペーシング 77, 122, 131, 135, 136, 138, 139, 141, 146, 147
ペースメーカー 201
ベジタリアン 115, 118
ヘバーデン結節 33, 34, 44, 56, 60, 61, 207
ヘパリン 119, 182
変形性手関節症 52
ベンラファキシン 165

ほ

飽和脂肪 105
飽和脂肪酸 107
補完療法 190, 192, 193, 195, 207
歩行器/フレーム 150

歩行支持装具　149
歩行装置　207
補高便座　83
母趾関節　61
ホットパック　97
ボディマス指数　208
骨　12, 13, 14, 15, 19, 24, 25, 26, 27, 29, 30, 50, 55, 71, 79, 80, 98, 120, 178, 181
骨壊死　60
骨切り術　66, 69, 172, 175, 176, 181, 208
骨増殖　47, 52, 53
骨代謝　20, 113
骨突起　43
ホメオパシー　191, 200, 207, 208
ポリ（多価）不飽和脂肪酸　107
ホルモン補充療法　19

ま

マイクロフラクチャー術　179
前十字靱帯　21
摩擦音　38, 39, 40, 46, 47
マッサージ　97, 191, 201, 208

み

水治療法　97
ミソプロストール　128
ミトコンドリア　208
ミラタザピン　165

む

ムール貝エキス　198
無症候性X線変形性関節症　48

め

メロキシカム　126

も

モノアミン酸化酵素阻害薬（MOAIs）　165
モルヒネ　124, 203

や

薬剤　73, 74, 84, 86, 89, 117, 119, 122, 131, 164, 186, 190, 193, 198, 199
薬剤師　84
薬物療法　68, 70, 109, 110, 148, 173

ゆ

有酸素／持久力運動　92
有酸素運動　95
指関節症　44, 60, 61, 76, 139

よ

ヨガ　99, 109, 208

ら

ライフスタイル　16, 64, 90, 136,

190, 195, 202
ライフスタイル活動　99
ランニング　21, 92

り

リウマチ医　79, 80, 82
リウマトイド因子　50
理学療法　58, 66, 182
理学療法士（PT）　67, 76, 79, 80, 82, 85, 95, 98, 149, 154, 186, 187, 201
力学的モーメント　152
リハビリテーション　84, 86, 172, 173
リハビリテーション医　86
リフレクソロジー　202, 207, 208
硫酸グルコサミン　65, 66, 68, 73, 77, 116, 118, 119
硫酸コンドロイチン　68, 73, 116, 119

リラクセーション（緩和法）　78, 81, 84, 85, 97, 162, 168, 169, 170, 171, 190, 200, 202
臨床検査　50, 52, 53

る

ルマリコキシブ　128

れ

レボキセチン　165

ろ

ロイコトリエン　110, 207
ロッキング　46, 175
ロフェプラミン　165

わ

ワーファリン　119, 127, 182

【英文索引】

ARC（関節炎研究キャンペーン） 164

C繊維　130
CT検査　48

DIP関節　32, 51
DHA　111

EPA　111

GLA　111

MRI　51

NSAIDs　66, 124, 206

OARSI（国際変形性関節症学会） 164
O脚　42, 47, 50, 58

PIP関節　32, 51

X脚　42, 47, 58
X線　16, 18, 39, 48, 49, 51, 52, 53, 55, 58, 59, 60, 180

あとがき

　変形性関節症はX線写真で見ると，75歳までに90％の人に現れる病気だと言われています。少し乱暴な言い方をすると，高齢になると避けては通れない病気といっても過言ではありません。私はオックスフォードのFACTsシリーズから，今まで強直脊椎炎，乾癬性関節炎，炎症性腸疾患という3冊を翻訳しましたが，それらはいずれも免疫に関連した病気で，増加傾向にあるものの，本邦では患者数が少ないとされているいわゆる難病を扱ったものでした．しかし，今回は急速に高齢化が進んでいる日本において，非常に大勢の患者さんがいる（さらに増加する）と推定される変形性関節症という病気を取り上げました．

　私が住む安曇野市の整形外科はいずれも，毎日たくさんのお年寄で溢れています．それはさながら高齢者の社交場かと見まがうばかりです．多くは米作りやさまざまな野菜作りに携われてきた農家の方々で，長年の過酷な農作業の中で腰，膝，肩，股関節などを痛めてしまった，戦後の日本の農業を支えてきてくださった皆さんと言えるでしょう．

　変形性関節症は加齢に伴い関節の軟骨がすり減り，骨と骨が直接接触するようになってさまざまな症状が出てくる病気です．本書は医師から変形性関節症と診断された人が，自分の病気を知り，今後どのように病気と向き合っていくべきかの指針を得るために書かれたものです．どのような病気でも医師から病気を告知されたとき，無力な患者が唯一できることは，敵（病気）の正体を知ることではないでしょうか．それはどんな経過をたどる病気なのか，どんな治療法があるのか，どのような気持ちで向き合えばよいのか．そのようなことをきちんと把握できれば，モンスターのように膨れあがっていた不安は現実的なものとなり，病気の真の姿が浮かび上がってくるはずです．

　古来（今でも）人々は医師のことをお医者様と呼んで尊敬してきました．それは人の苦痛を癒してくれる有り難いお方，自分の悩みに耳を傾け，共に苦しんでくださるすぐれた人格者，というように畏敬の念を込めてそう

呼んだのだと思います．かつては医師の言葉は絶対であり，患者は医師の前では完全なる弱者で，すべて医師にお任せするというのが普通でした．現在でも医師が絶対的な知識と技術を持った権威者であることに変わりありませんが，最近では医師と患者の関係が微妙に変化してきたように思います．病気によっては治療の選択が，人生の選択に直結するケースもあり，患者が治療法や結果のすべてを医師にお任せするのではなく，専門家である医師のアドバイスを受けながら，自分にとって最適な治療法を，患者が主体的に選択する時代がやってきているように思います．つまり医療においての主人公はあくまでも患者であり，医師はあくまでも専門的な知識を持ったアドバイザー兼治療者という立場になってきたように思います．

そうした時代に対応するためにまず患者ができることは，自分の病気について過不足のない正確な知識をもつ賢明な患者になることではないでしょうか．昔から中途半端な知識で知ったかぶりをする患者ほど医師にとって嫌な存在はないと言われますが，少しでも良くなりたいと望み，自分の病気と真摯に向き合う患者のためなら，医師も積極的に手助けしてくれると思うのです．高齢化が急速に進むこの日本で，本書が変形性関節症の患者がそれと上手に付き合いながら，いつまでも元気で自立した生活が送れるための一助となるなら，こんなにうれしいことはありません．

さて，私はこのFACTsシリーズという一連の本に出逢えたことを光栄に思っています．このシリーズは，タイトルはそれぞれ違っても，どの著作も厳密な治験やデータに基づき，厳しいまでの客観的事実に沿ってその道の第一人者が執筆するという一貫したコンセプトで編集されています．

病気や健康を扱った日本の書籍の中には，患者向けとはいえ「□□で○○が治った！」など，慢性疾患があたかも完治するかのように書かれた本が蔓延っています．中には「これは宗教書なのでは？」と思われるような軽いタイトルが付けられているものさえあります．売れて，儲かりさえすれば内容などはどうでも良いのかもしれませんが，それらには科学にとって不可欠な客観性というエッセンスが抜け落ちているような気がします．その点FACTsシリーズは，エビデンスに基づき，幅広い見地から疾患に役立つ情報がバランスよく盛り込まれた，まじめで，信頼に足る内容となっています．

医学は数学や物理などの自然科学とは異なり，必ずしも答えがひとつになるとは限りません．オーダーメイド医療という言葉があるように，治療法は患者が持つ体質や遺伝子などによって一人一人微妙に異なってきます．それでも医学を科学たらしめるものは，自分にとって都合の良い主観やデータ不足をできる限り排除して，客観性を貫きながら，その中にある普遍的な事実を探り出していく姿勢だと思います．日本でも病院や大学という狭い枠を取り払い，患者のため，医学の発展のため，病気ごとに日本中のデータを1つに集積して，もっと効率よく客観的な事実が得られるようなシステムが構築できればいいのにと思います．

　そんな中で最近うれしいニュースが日本中を駆け巡りました．京都大学の山中伸弥教授がiPS細胞の作製に成功し，ノーベル医学生理学賞を受賞したというものです．この技術を実際に臨床に生かすにはもう少し時間が必要でしょうが，難病患者にとっては希望の光です．本書にも扱われている生体組織工学の分野においても，より拒否反応が少ないiPS細胞による再生軟骨や関節が臨床に応用される日が近いのかもしれません．

　実を言うと，本書は1年以上前に出版されるはずでした．出版がここまで遅くなってしまったのは，2011年の夏，翻訳と初校を終えた時点で，私が追突事故に会い，持病の脊椎関節炎（SNSA）が急性に増悪して後頭部，頸椎，胸椎，右肩などに激烈な痛みと炎症が生じるようになってしまい，2ヵ月超に渡り入院しなくてはならなくなったからです．事故から1年以上が経ちますが，慢性疼痛がなかなか消えずにまだつらい毎日です．あえてこのようなことを書いたのは，関節リウマチや脊椎関節炎などのリウマチ性疾患を持つ患者が，追突事故などで外傷を負うと，外傷に伴い元々の病気が急性に増悪するケースがあることを多くの整形外科の先生方にも知っていただきたいと思ったからです．病気に苦しむ患者が事故によりさらなる不利益を被むり，窮地に立たされることがないように，この事実はもっと広く認識され，それについて対策が立てられて欲しいと思っています．

　そうはいっても簡単に負けるつもりはありません．そろそろ私も変形性関節症予備軍ですから，この本を片手に来たる高齢期に備えたいと思います．高齢期にさしかかってきた皆様も突入している皆様も，どうか変形性

関節症と上手に付き合いながら，病気をうまくコントロールして，実り多き熟年時代を明るくハッピーに歩んでいきましょう．
　最後に激務の中本書の監修を務めてくださり，症状が厳しいときには，励まし，助けてくださった主治医の浦野房三先生，原稿の遅れにもかかわらず忍耐強く待ちつづけてくださり，いつも元気をくださる新興医学社長林峰子様に心から感謝申し上げます．

2013年3月　　　田島彰子

(原著者紹介)
　Elizabeth Arden：英国ハンプシャー・プライマリーケアトラストの慢性疼痛専門看護師
　Nigel Arden：英国サウサンプトン MRC 疫学リソースセンター主任リウマチ医
　David Hunter：ニューイングランド・バプティスト病院研究主任，
　　　　　　　　米国ボストン大学医学部助教授

(監修者紹介) 浦野 房三
　長野県厚生連篠ノ井総合病院リウマチ膠原病センター
　リウマチ膠原病センター長　および　リウマチ科部長を兼務
　和歌山県立医科大学医学部卒業
　日本脊椎関節炎学会理事
　日本線維筋痛症学会理事

(訳者紹介) 田島 彰子
　早稲田大学第一文学部仏文科卒
　長野清泉女学院高等学校英語教師等を経て，現在夫と4人の子供と共に安曇野市に在住
　「the FACTS 強直性脊椎炎」「the FACTS 乾癬性関節炎」「the FACTS 炎症性腸疾患」を翻訳

©2013　　　　　　　　　　　　　　　　第1版発行　2013年5月17日

the FACTS 変形性関節症
すべての必要な情報を，直接専門家から
―病気の解説とさまざまな管理法を網羅―

(定価はカバーに表示してあります)

　　　監　修　　浦　野　房　三
　　　訳　者　　田　島　彰　子
　　　発行者　　　　　　　林　　峰　子
　　　発行所　　株式会社　新興医学出版社
　　　〒113-0033　東京都文京区本郷6丁目26番8号
　　　電話　03(3816)2853　　FAX　03(3816)2895

検印省略

印刷　株式会社 藤美社　　ISBN978-4-88002-840-8　　郵便振替　00120-8-191625

- 本書の複製権・上映権・譲渡権・公衆送信権（送信可能化権を含む）は株式会社新興医学出版社が保有します。
- 本書を無断で複製する行為，（コピー、スキャン、デジタルデータ化など）は、著作権法上での限られた例外（「私的使用のための複製」など）を除き禁じられています。研究活動、診療を含み業務上使用する目的で上記の行為を行うことは大学、病院、企業などにおける内部的な利用であっても、私的使用には該当せず、違法です。また、私的使用のためであっても、代行業者等の第三者に依頼して上記の行為を行うことは違法となります。
- JCOPY 〈(社) 出版者著作権管理機構 委託出版物〉
本書の無断複写は著作権法上での例外を除き禁じられています。複写される場合は、そのつど事前に（社）出版者著作権管理機構（電話 03-3513-6969、FAX 03-3513-6979、e-mail：info@jcopy.or.jp）の許諾を得てください。